Eine Byk-Gulden Edition für Ärzte

Exempla hypertonica

Bildatlas zur Pathophysiologie und Pharmakologie der Hypertonie
Band 2

Prof. Dr. E. Ritz
Medizinische Universitätsklinik,
Heidelberg

Dr. N. Kolassa
(Prof. univ. Wien)
Pharmakologische Forschung,
Byk Gulden, Konstanz

Dr. H. Bräuer
Leiter des Institutes für klinische
Biochemie und Pharmakologie
Medical Service München

CIP-Titelaufnahme der Deutschen Bibliothek

Ritz, Eberhard:
Exempla hypertonica: Bildatlas zur Pathophysiologie und Pharmakologie der Hypertonie / E. Ritz; N. Kolassa; H. Bräuer. – München: Med. Service.
Bd. 2 (1990)
ISBN 3-926506-06-7

NE: Kolassa, Norbert, Bräuer, Hans

Printed in Germany

Inhalt

Die Definition des behandlungs-
bedürftigen Hochdrucks ist ein
Blutdruckwert, bei dem die
Vorteile eines aktiven Handelns
größer sind als die des Nichteingreifens.

Rose (1980)

Vorwort

In einer Zeit, in der sich die Biochemie immer mehr zur Sprache der Medizin entwickelt, darf nicht außer acht bleiben, daß Anatomie und funktionelle Strukturforschung auch heute noch die unentbehrlichen Voraussetzungen liefern, ohne die ein fundierter Zugang zu zahlreichen medizinisch-biologischen Problemen kaum möglich ist. Auch das „Panta rhei" Heraklits, das insbesondere für den Kreislauf eine eminente Bedeutung hat, würde sonst ohne Verständnis bleiben. Dies gilt in besonderem Maße für die Pathogenese der Hypertonie.

Ein wichtiges Ziel ärztlichen Bemühens bei der Hochdruckkrankheit, die Verhütung und Heilung von Schäden unseres Gefäßsystems, darf nicht dazu führen, den Blick für die Grundlagen zu verlieren. Ist doch auch die Technik immer wieder durch die Ergebnisse solcher Forschungen befruchtet worden, deren Urheber nur daran dachten herauszufinden, wie etwas funktioniert, oder wie es in Goethes Faust so schön heißt: „. . ., daß er erkenne, was die Welt im Innersten zusammenhält."

Zu erkennen, was unser Gefäßsystem zusammenhält, soll im ersten Abschnitt dieses Buches den Schwerpunkt der Darstellung bilden.

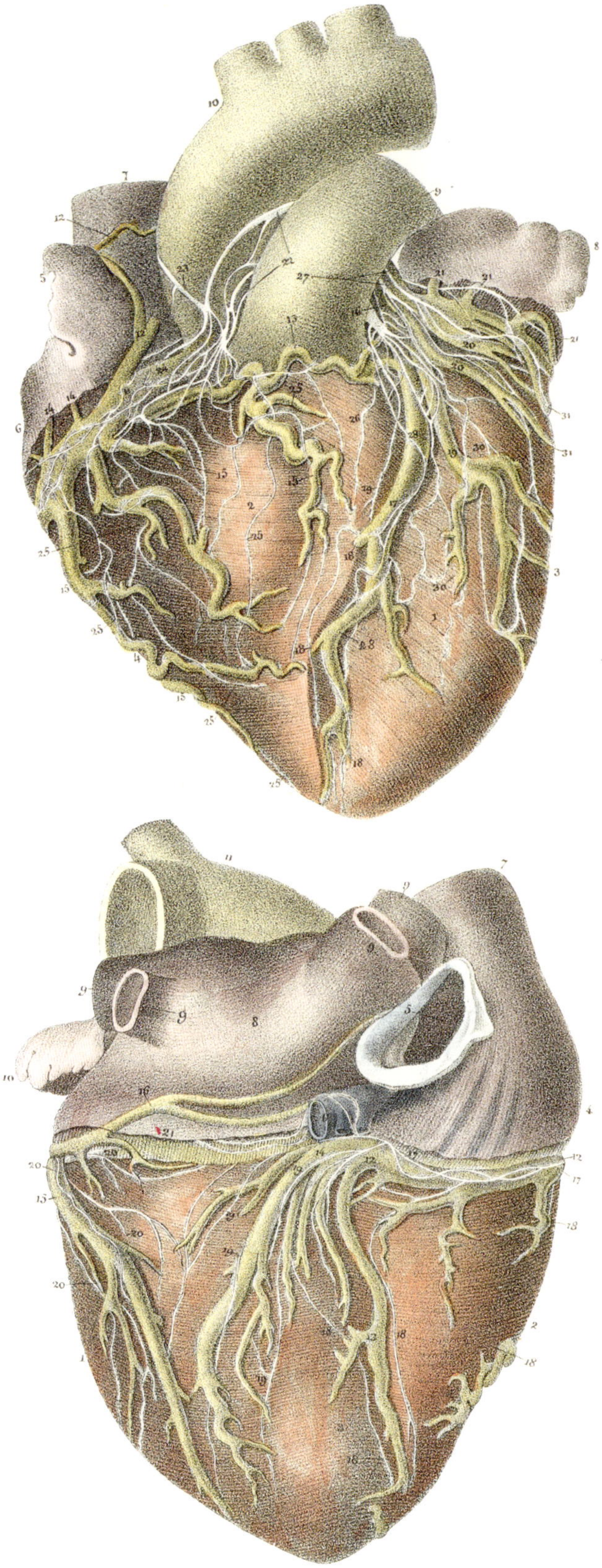

Die Blutgefäße des Herzens nach Jules Cloquet, aus dem Atlas „Manuel D'Anatomie Descriptive" (Paris, 1825). Herz und Kreislauf standen seit Jahrhunderten im Zentrum ärztlicher Überlegungen. Wir stehen bewundernd vor der zeichnerischen Kunst der alten Anatomen, die höchstpersönlich mit dem Griffel ihre Darstellungen auf Stein fertigten. Diese darstellende Kunst ist uns heute noch Vorbild und Ansporn, um mit neuen Techniken didaktisch gleiches zu erreichen.

Hypertonie – neuere therapeutische Strategien

Seit mehr als zwei Jahrzehnten ist der Arzt in Klinik und Praxis in der Lage, den Blutdruck hypertensiver Patienten mit Hilfe spezifischer Pharmaka zu senken. In jüngster Zeit sind die Erkenntnisse gewachsen, daß eine antihypertensive Therapie mehr umfassen muß, als nur die Senkung arterieller Blutdruckwerte. So soll in diesem Bildband der Versuch unternommen werden, die wesentlichen Hochdruck-induzierten Schäden an den Zielorganen pathophysiologisch darzustellen, zu erklären und dabei zu begründen, in welcher Weise das Wissen um diese Zusammenhänge die heutigen therapeutischen Zielvorstellungen beeinflußt.

Wir haben im Band 1 der „Exempla hypertonica" bereits dargestellt, daß die primäre (essentielle) Hypertonie auf einem Mosaik von verschiedenen Faktoren beruht. In diesem Zusammenspiel bilden genetische und psychosoziale Einflüsse den Schwerpunkt bei der Auslösung der Hypertonie. Mit den heute zur Verfügung stehenden molekularbiologischen Arbeitsmethoden bieten sich Möglichkeiten, bereits die Risikoträger der genetischen Veranlagung zur Hypertonie zu identifizieren. Aber auch ohne diese analytischen Hilfsmittel ist der Arzt durchaus in der Lage, solche Risikoträger durch eine umfassende und gezielte Familienanamnese zu erkennen und so einer rechtzeitigen Behandlung zuzuführen. In gleicher Weise gilt es, mögliche andere Dispositionen für die Ausbildung einer Arteriosklerose zu erfassen. Auch hier spielen genetische Faktoren eine bedeutsame Rolle.

Zu den Haupttodesursachen des Hypertonikers zählen die Folgen einer akzelerierten Atherogenese sowie die nicht koronaren, kardialen Hochdruckfolgen wie z.B. die Linksherzhypertrophie. Diese von koronaren Faktoren unabhängige Erkrankung hat erheblichen Einfluß auf die kardiale Mortalität des Hypertonikers. In prospektiven Untersuchungen wurde gezeigt, daß eine linksventrikuläre Hypertrophie, noch besser als die Erfassung des Ruhe- und Belastungsblutdrucks bzw. der Blutdruckindizes, die Häufigkeit des Auftretens ventrikulärer Extrasystolen vorhersagt.
So muß sich der Einsatz von Antihypertensiva auch daran orientieren, in welcher Weise neben der Blutdrucksenkung eine linksventrikuläre Hypertrophie zur Rückbildung gebracht, bzw. andere Zielorganschäden verhindert oder zurückgebildet werden können.

Nach den Untersuchungen von Folkow hat sich gezeigt, daß die Hypertonie zu einem Umbau des Gefäßsystems mit einer Hypertrophie und Hyperplasie der glatten Gefäßmuskulatur führt. Klinisch bedeutsam ist, daß dieser Umbau die einmal bestehende Hypertonie weiter unterhält und verstärkt. Optimierter Einsatz von Antihypertensiva muß deshalb diesen Gefäßumbau zur Rückbildung bringen, wodurch langfristig auch die Einstellbarkeit einer Hypertonie erleichtert wird.

Angesichts der oben angesprochenen Schlüsselrolle der Arteriosklerose für die gesteigerte kardiovaskuläre Mortalität des Hypertonikers genügt es nicht allein, den Blutdruck zu senken. Es muß das gesamte Spektrum möglicher Risikofaktoren des Hypertonikers therapeutisch angegangen werden. In diesem Zusammenhang müssen die insgesamt enttäuschenden Erfahrungen der in der Vergangenheit durchgeführten großen Therapiestudien bei milder Hypertonie gesehen werden. Die alleinige Blutdrucksenkung führt zu einer nur geringen Rückbildung der kardialen Mortalität. Denn wichtige Risikofaktoren, wie Rauchen, Übergewicht, Diabetes, hohe Hämatokritwerte und Hyperlipidämien, müssen auch in das Behandlungskonzept einbezogen werden. So gewinnen die – häufig angesichts der hoch wirksamen pharmakologischen Intervention vernachlässigten – nicht-pharmakologischen Maßnahmen eine neue Bedeutung. Die Änderung des Lebensstils mit möglicher Vermeidung von psychosozialem Streß, mit Normalisierung des Körpergewichts, mit Umstellung der Nahrungsgewohnheiten und mit körperlicher Bewegung, mit Meidung von Alkohol- und Nikotinabusus und Einschränkung der Kochsalzzufuhr ist eine conditio sine qua non einer erfolgreichen Hochdruckbehandlung.

Wunsch der Autoren ist es, daß diese Konzepte vom Arzt nutzvoll zum Wohle der Patienten in die therapeutische Praxis umgesetzt werden.

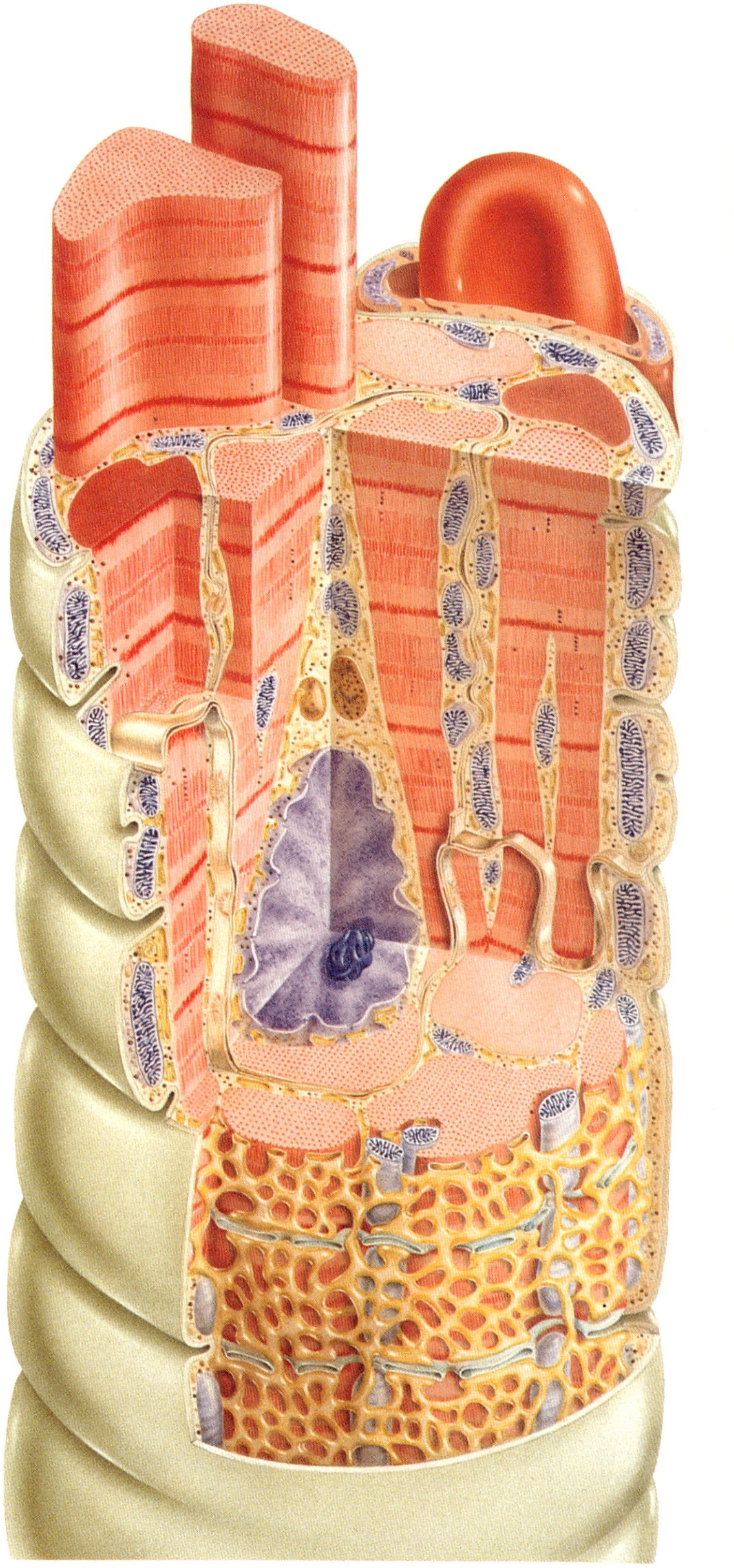

Feinstruktur einer Herzmuskelzelle im Anschnitt mit ihrem tubulären Apparat und der kapillaren Versorgung. Die Herzmuskelzelle besteht im wesentlichen aus einer Anordnung von Myofibrillen, die sich aus zahlreichen parallel verlaufenden, hintereinander geschalteten Untereinheiten, den Sarkomeren, aufbauen. Die Sarkomere werden untereinander über den sog. Z-Streifen verbunden. Ein dichtes longitudinales und transversales tubuläres System gewährleistet eine rasche Freisetzung und Wiederaufnahme von Calcium. Aufgrund des hohen Energieverbrauches sorgen zahlreiche Mitochondrien für die oxydative Energiebereitstellung. Die Myokardzelle ist das anatomische Substrat der kompensatorischen Hyperfunktion des Herzens im Gefolge der Hochdruckkrankheit.

Hypertonie – anatomisches Korrelat und funktionelle Aspekte

Das Fließverhalten des strömenden Organs Blut wird bestimmt durch die Fließeigenschaften, die sich aus der Struktur der zellulären Elemente ergeben, und durch die hämodynamischen Druckverhältnisse eines jeden Kreislaufabschnitts. Im großen Kreislauf sind die verschiedenen Abschnitte durch eine ganz spezielle Gefäßarchitektur den funktionellen Erfordernissen angepaßt. Der intravasale Druck, insbesondere das Druckgefälle zwischen Hochdruck- und Niederdrucksystem, zwingt die Gefäßendothelien zu einer besonderen morphologischen Struktur, denn der intravasale Druck ist im arteriellen Schenkel hoch, im venösen Anteil niedrig. Die Übergangsstrecke mit dem größten Druckabfall findet sich im Bereich der Arteriolen, der sog. Widerstandsgefäße. Die im Kreislauf wirksamen mechanischen Kräfte manifestieren sich im Hochdrucksystem zwangsläufig stärker als im venösen Schenkel des Niederdrucksystems. Bedeutsam wird dies bei zusätzlich hohen Druckverhältnissen, wie sie sich bei der Hypertonie ergeben. Hinzu kommt, daß das im arteriellen Schenkel vorhandene Blutvolumen in Abhängigkeit von der Herzaktion durch starke pulsatile Strömungen erheblichen Druckschwankungen ausgesetzt ist (s. nebenst. Abb.). Wenn auch die Bauteile der Arterienwand mit glatten Muskelzellen, elastischen Elementen, kollagenen Fasern und der Intima seit langem bekannt sind, weiß man nur verhältnismäßig wenig über ihre Interaktion, insbesondere die des drucksensitiven Endothels mit den anliegenden Wandelementen.

Das Bild der arteriellen Endothelzellen ist gekennzeichnet durch vorwiegend längs zum Blutfluß orientierte rautenförmige Zellkörper. Sie sind viel schmaler (6–9 μm breit), aber erheblich länger (90–110 μm lang) als die mehr rechteckig angelegten Venenendothelzellen (12–25 μm breit,

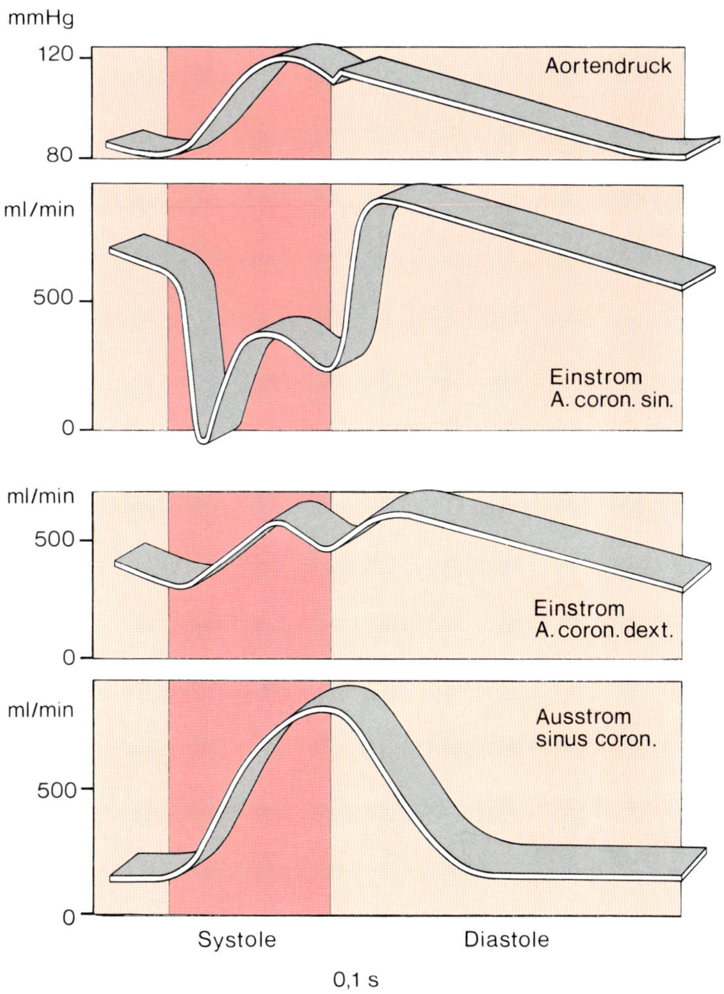

Phasen des Herzzyklus. Dargestellt ist der pulsatorische Verlauf des Druckes in der Aorta und in den Koronarien. Die Druckwerte und die Blutvolumina sind dabei während des Verlaufs einer Herzaktion einander gegenübergestellt.

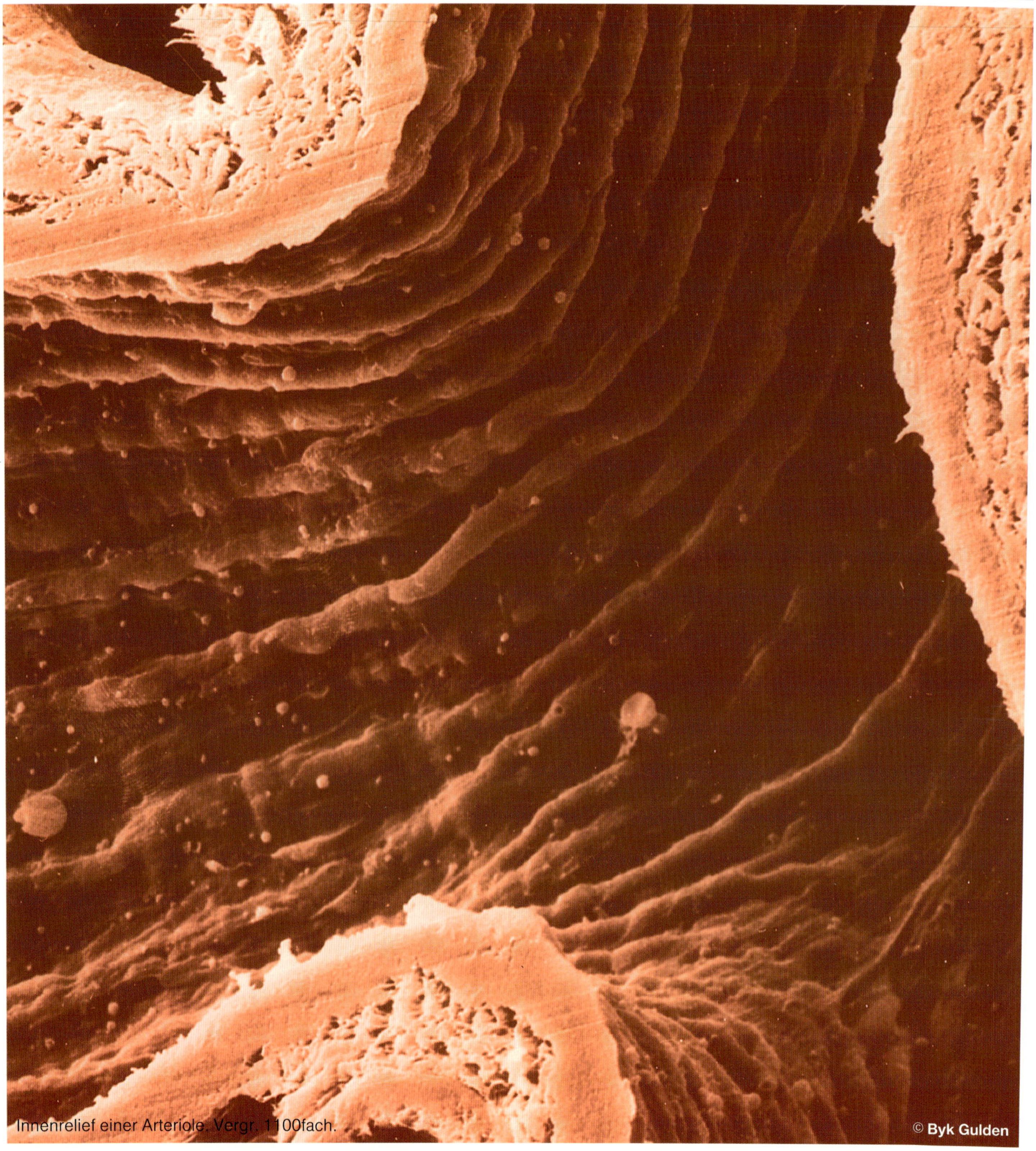

Innenrelief einer Arteriole. Vergr. 1100fach.

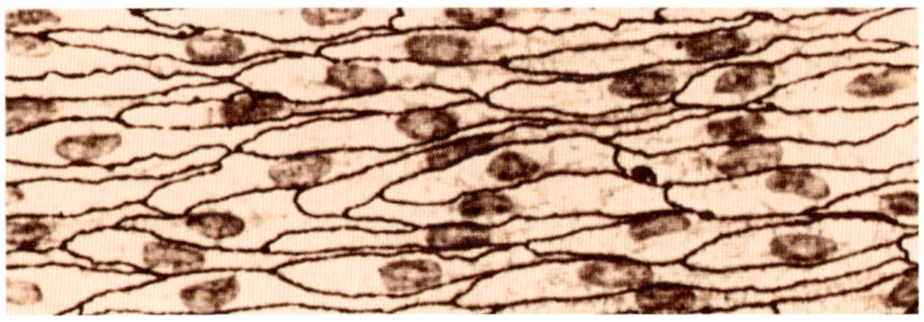

In den Stereoscanaufnahmen S. 12–14 sind die Formationen arterieller und venöser Endothelien einander gegenübergestellt. Die arteriellen Endothelzellverbände sind entsprechend der Strömungsrichtung longitudinal formiert. Die Endothelzellen der Venen sind vorwiegend kubisch und besitzen rundliche Kerne.
Links ein Häutchenpräparat eines Arterienendothels, dessen Zellgrenzen mittels Versilberungstechnik dargestellt sind. Vergr. ca. 200fach.

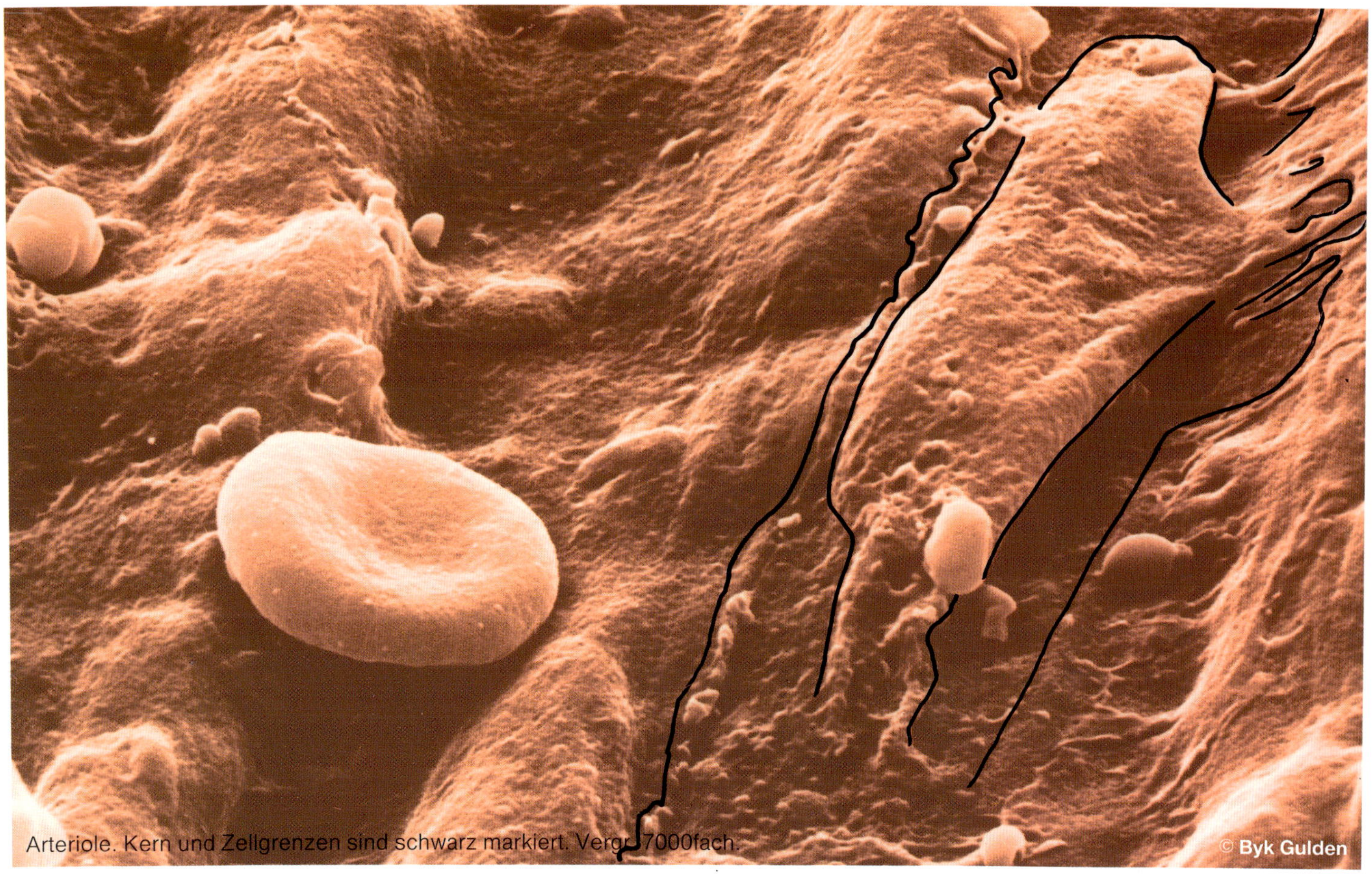

Arteriole. Kern und Zellgrenzen sind schwarz markiert. Vergr. 7000fach. © Byk Gulden

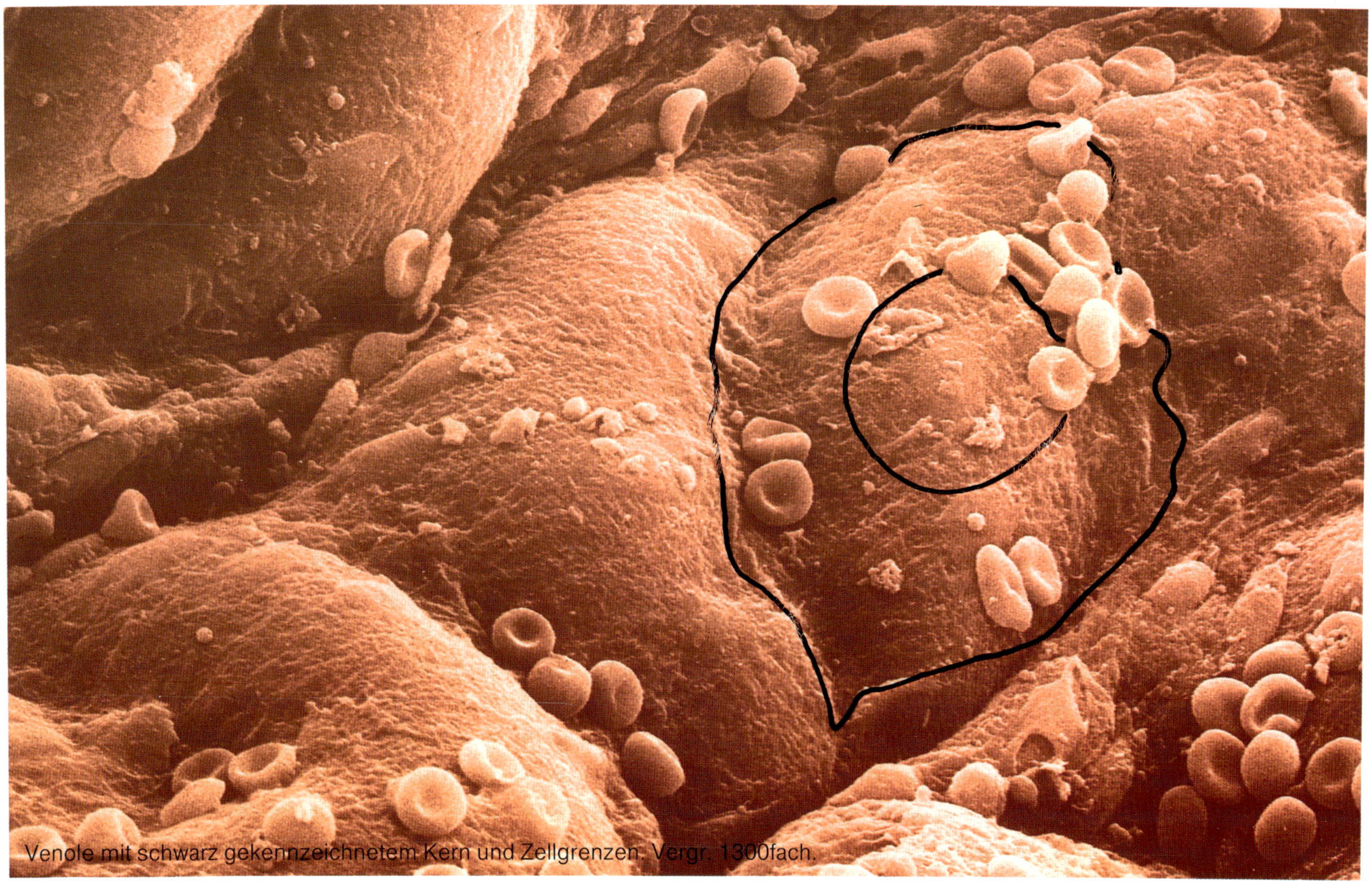

Venole mit schwarz gekennzeichnetem Kern und Zellgrenzen. Vergr. 1300fach.

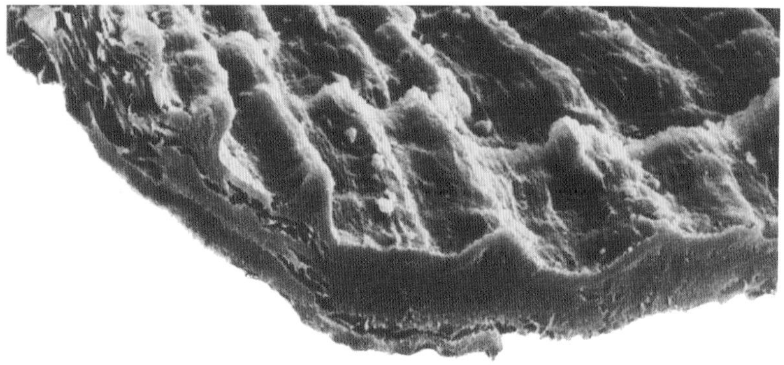

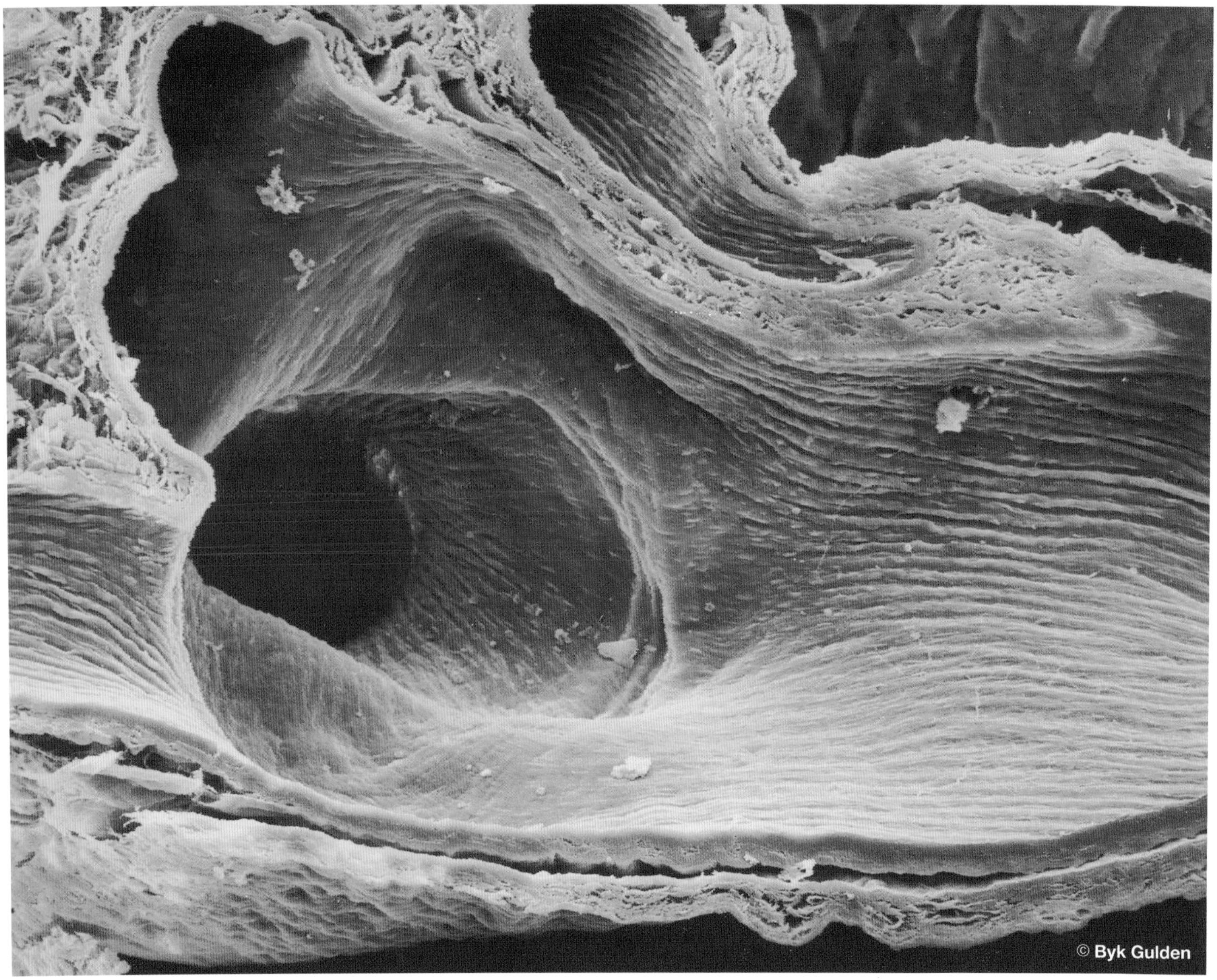

Strömungsprofil der Arteriolenwand im Bereich von Abzweigungen. In Anpassung an die hier auftretenden Wirbel haben sich longitudinale Falten gebildet, die mögliche starke Wirbel in zahlreiche Kleinwirbel reduzieren. So wird das Endothel vor starken Scherkräften geschützt. Stereoscanaufnahme, Vergr. 150fach.
Abb. oben: Schnitt durch eine kleine Arterie. Die longitudinale Faltung, die sog. Riplets, ist charakteristisch für die Struktur der Arterienwand.

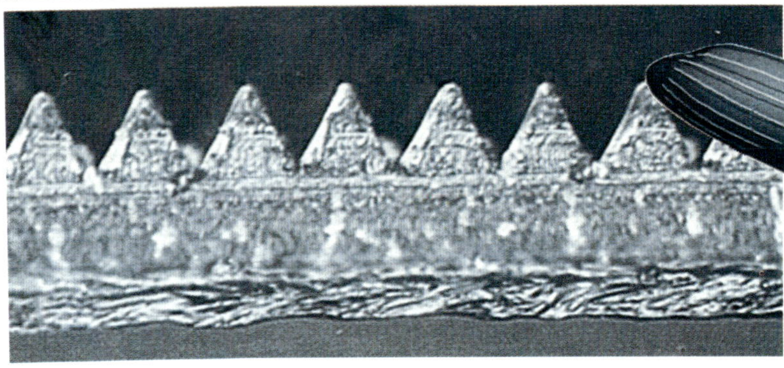

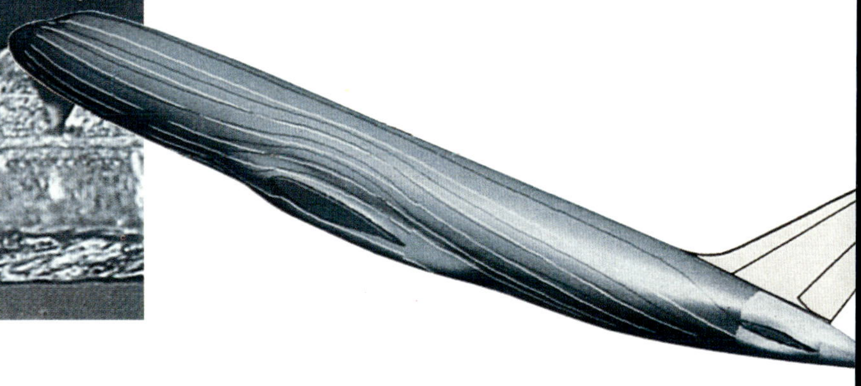

40–55 μm lang). Auch die Endothelzellkerne folgen dieser Formation. Sie sind in den Arterien länglich und im Venenendothel oval oder rundlich (s. Abb. S. 12–14).

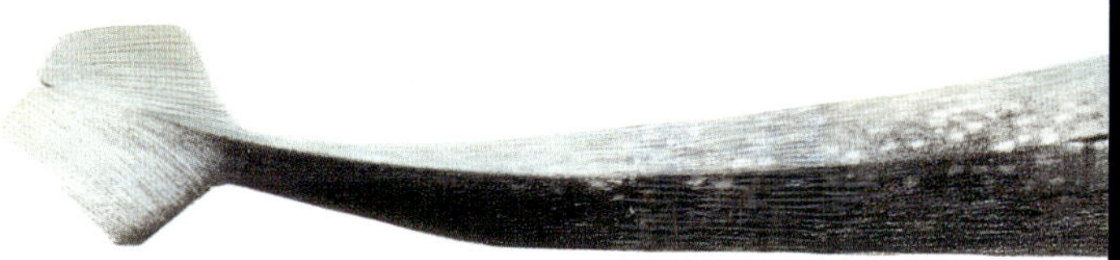

Die Phylogenese arbeitet stets opportunistisch. Eine einmal bewährte und einem Wettbewerbsvorteil dienende Struktur wird in der aufsteigenden Tierreihe, auch wenn sie sich ganz unterschiedlich weiterentwickelt, immer wieder ausgebildet. Betrachtet man das Profil der Arterienintima, so fällt auf, daß nicht nur die einzelne Endothelzelle mit ihrem Kern zum Strömungsverlauf ausgerichtet ist, sondern daß auch eine starke gleichgerichtete parallel verlaufende Faltung der Gefäßwand offensichtlich dazu dient, Wandwirbel zu verkleinern (vgl. Abb. S. 15); das gleiche Strömungsprofil ist bei den schnell schwimmenden Walen an der Hautoberfläche ausgebildet. Dieses Strömungsprofil wird auch technologisch beim Bau von Segelflugzeugen, von Ozeanriesen oder Tankschiffen genutzt, damit der Strömungswiderstand, der durch große Wirbel entsteht, durch Abbau in viele Kleinstwirbel reduziert wird, so daß eine stark energieverzehrende turbulente Strömung wieder in eine annähernd laminare Strömung umgewandelt wird. Diese Faltungen an den Gefäßwänden im arteriellen System dienen der Energieersparnis ebenso wie der Erhaltung von Struktur und Funktion des Endothels und sind so ein bedeutsamer Faktor unseres Kreislaufsystems.

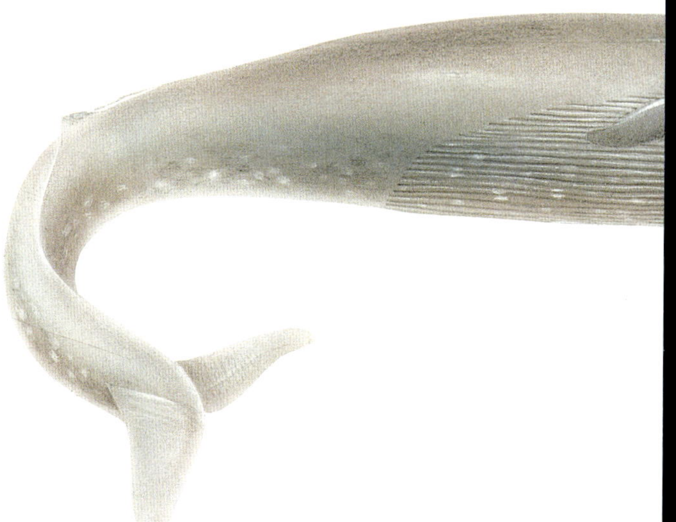

In allen großen Gefäßstämmen, aber auch in der Endstrombahn ist das Endothel eine relativ lückenlose „Zelltapete“, deren Zellen in unterschiedlich kompliziert verlaufenden Fugen zusammenstoßen und hier durch zusätzliche Haft-

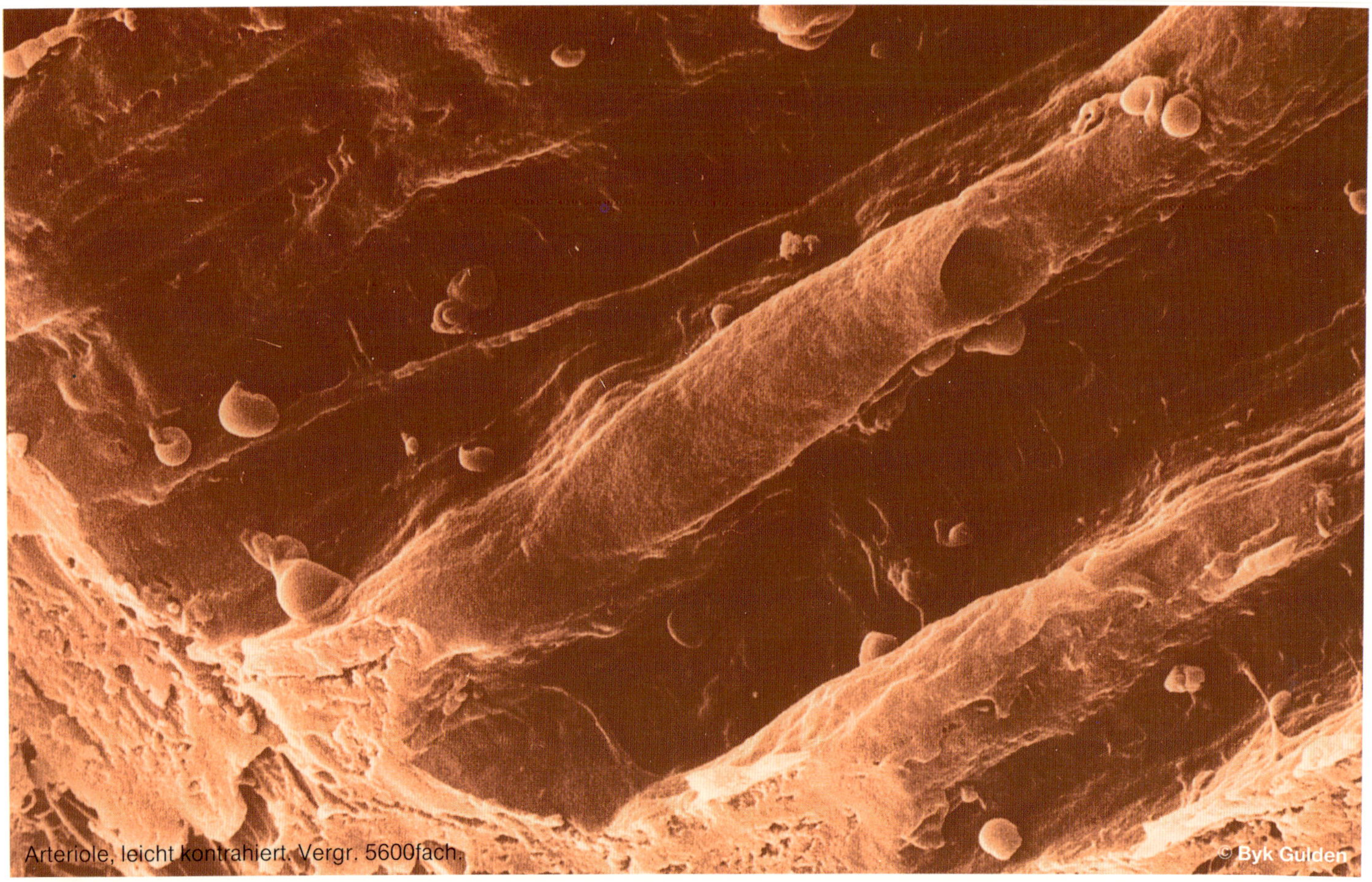
Arteriole, leicht kontrahiert. Vergr. 5600fach.

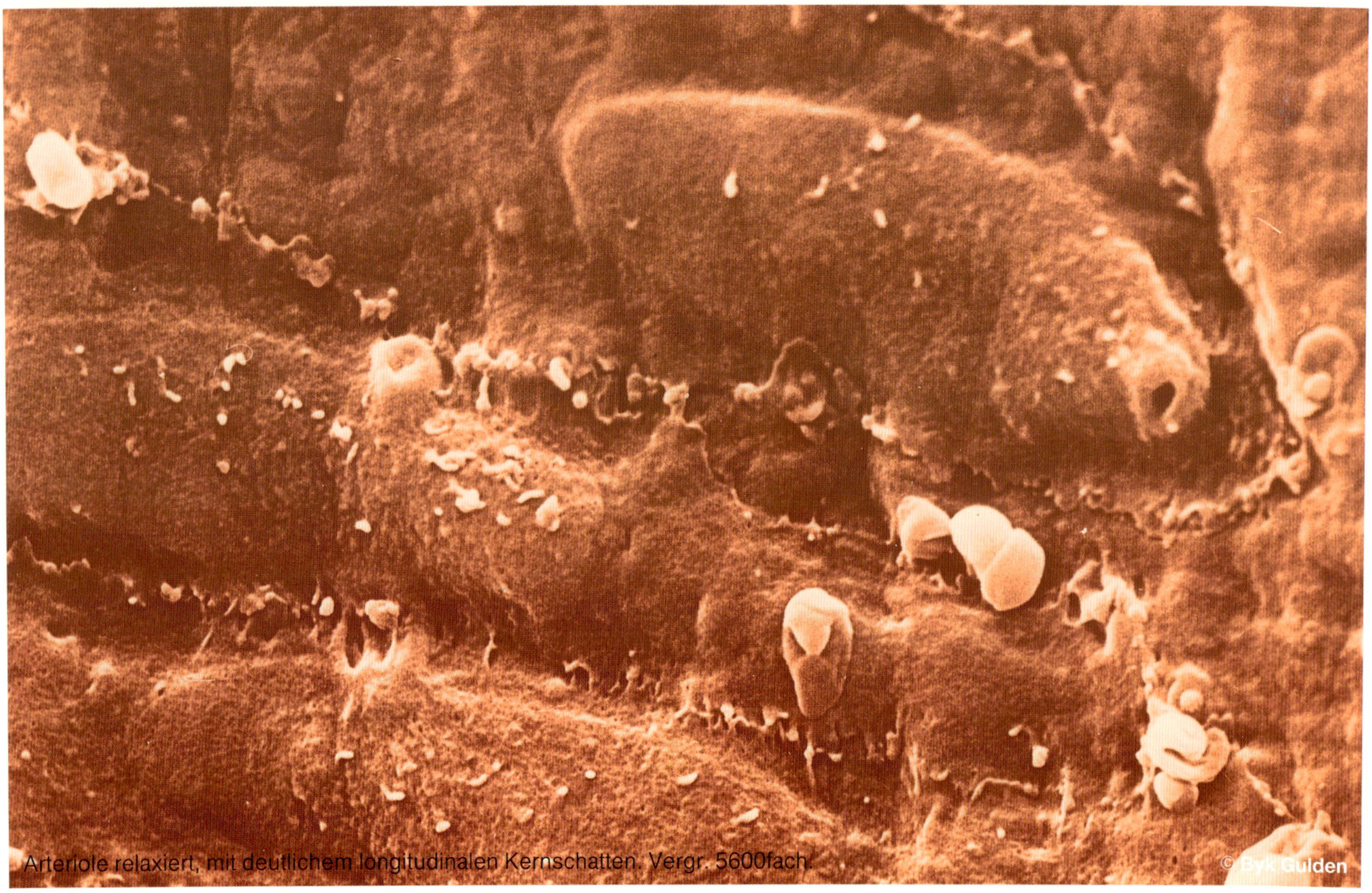
Arteriole relaxiert, mit deutlichem longitudinalen Kernschatten. Vergr. 5600fach.

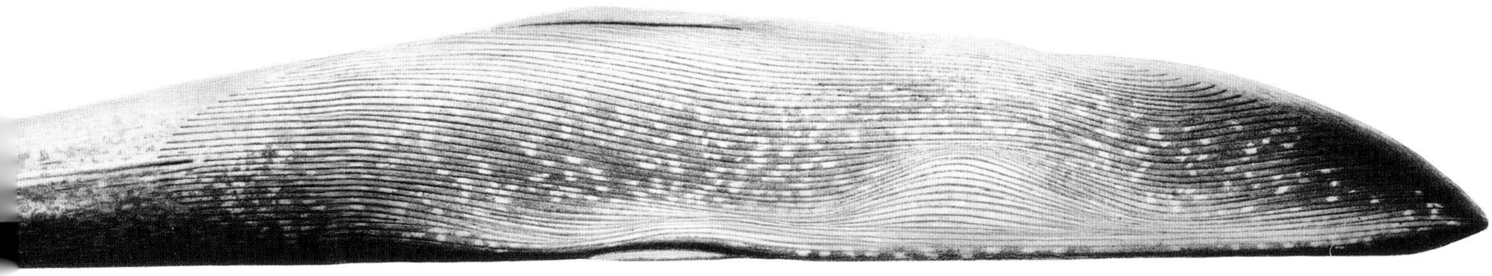

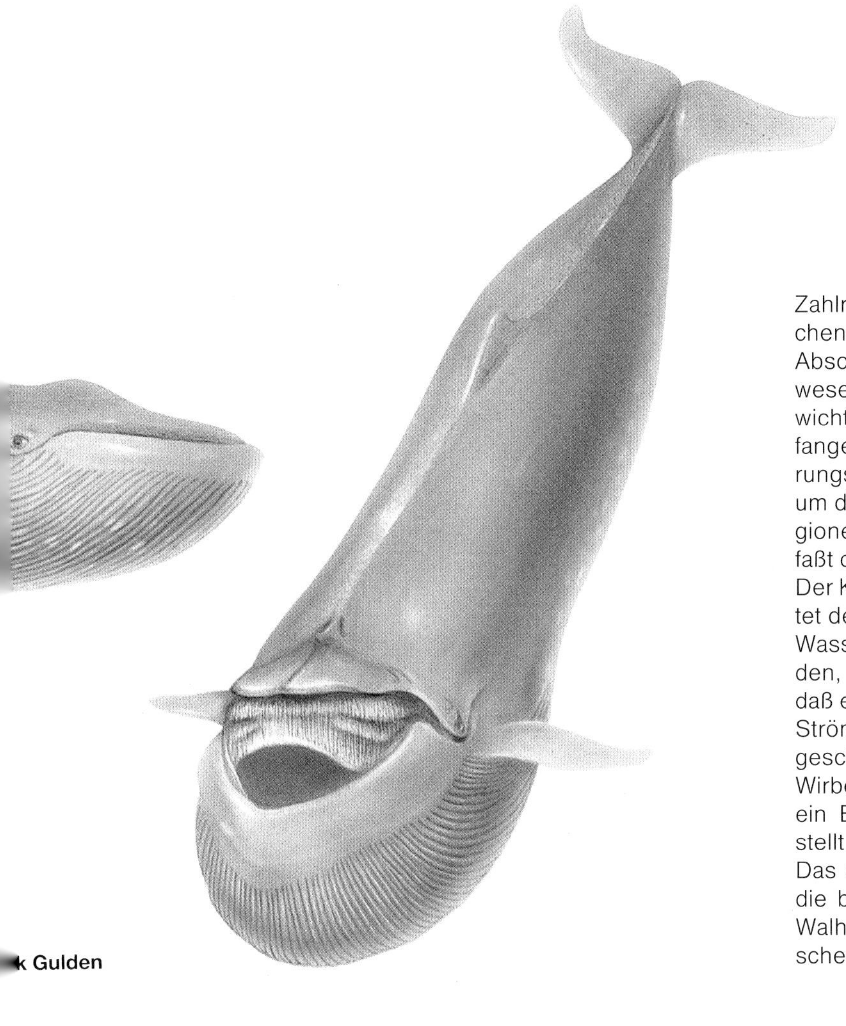

Zahlreiche Wale, insbesondere die schnellschwimmenden Furchenwale, haben mehr oder weniger lange Hautfalten. Im unteren Abschnitt sind 2 Blauwale dargestellt. Sie sind die größten Lebewesen, die je existiert haben. Man hat Exemplare mit einem Gewicht von 130.000 kg und einer Körperlänge von bis zu 33 m gefangen. Sie halten sich in den offenen Ozeanen auf. In der Paarungszeit wandern sie in tropische und subtropische Gewässer, um dort auch zu kalben. Von dort ziehen sie wieder in die Polarregionen, wo sie sich von Krill ernähren. Der Magen eines Blauwals faßt ca. 2 t Krillkrebse.

Der Körper der Wale ist zwar stromlinienförmig ausgebildet, er bietet dem Wasser aber trotzdem einen erheblichen Widerstand. Die Wasserwirbel, die sich entlang dem Rumpf dieser Säugetiere bilden, würden soviel Energie bei der Vorwärtsbewegung kosten, daß ein großer Teil Energie aufgewendet werden müßte, um diese Strömungswiderstände zu überwinden. So hat die Entwicklungsgeschichte auch hier longitudinale Furchen ausgebildet, um die Wirbel in Kleinstwirbel zu reduzieren. Im oberen Bildabschnitt ist ein Blauwalweibchen aus didaktischen Gründen größer dargestellt.

Das obere Einsatzbild links zeigt im Querschnitt eine Rillenfolie, die bei einem aerodynamischen Versuch nach dem Prinzip der Walhaut konstruiert wurde. Daneben ein Airbusmodell mit typischen Strömungslinien (MBB new-tech news, Ausg. 4/89).

k Gulden

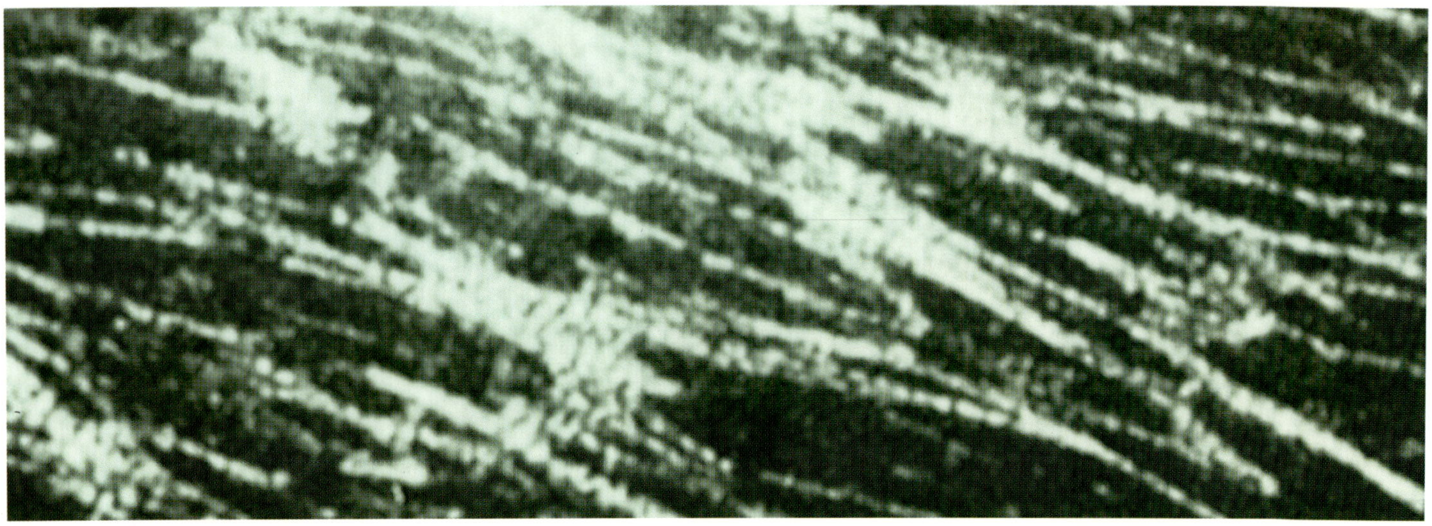

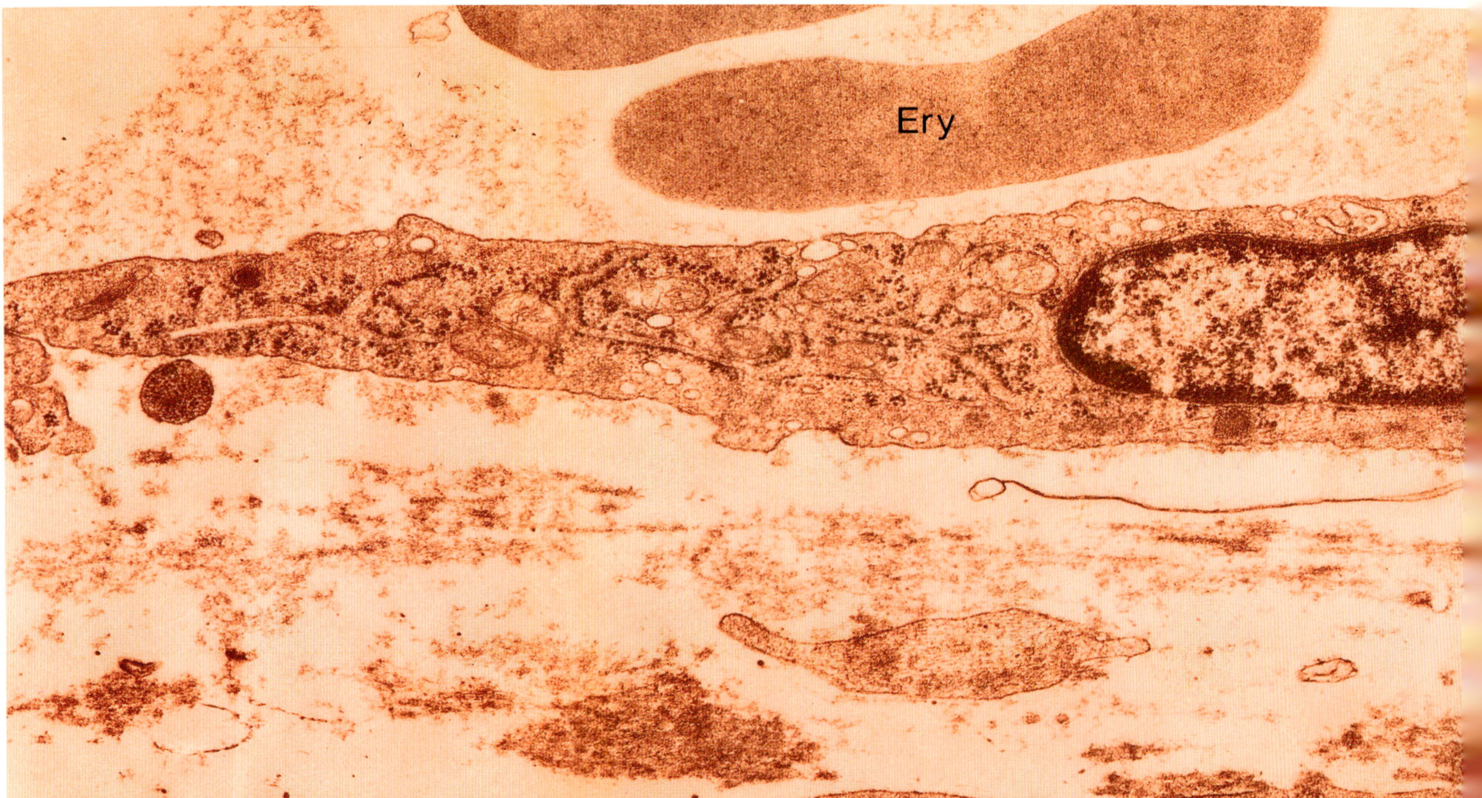
Ery

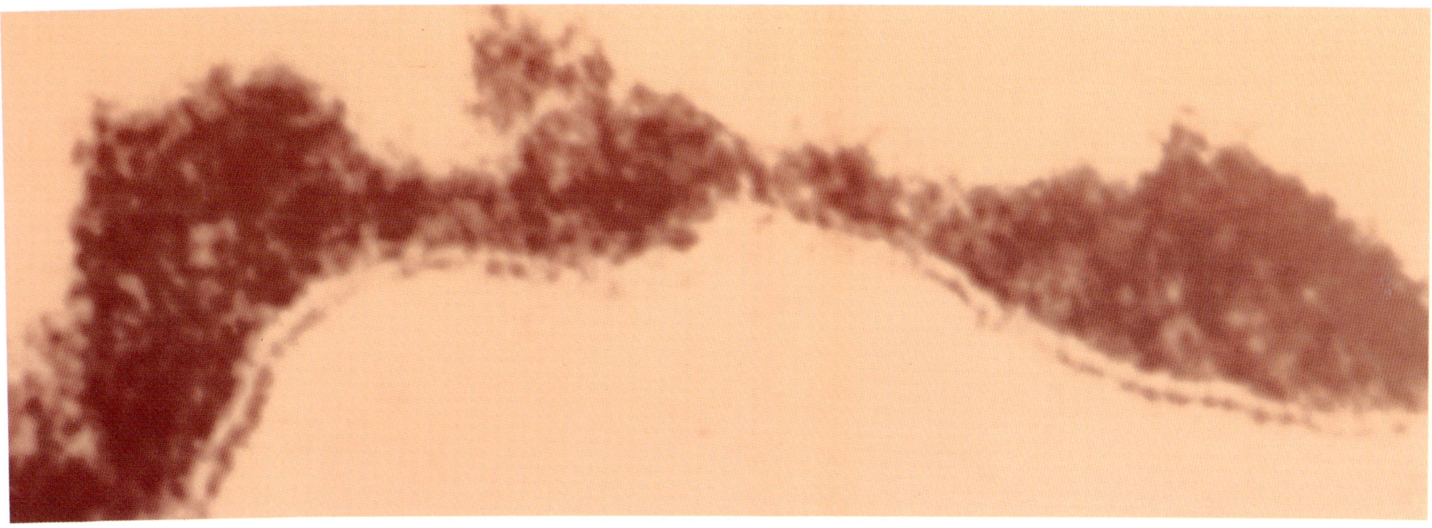

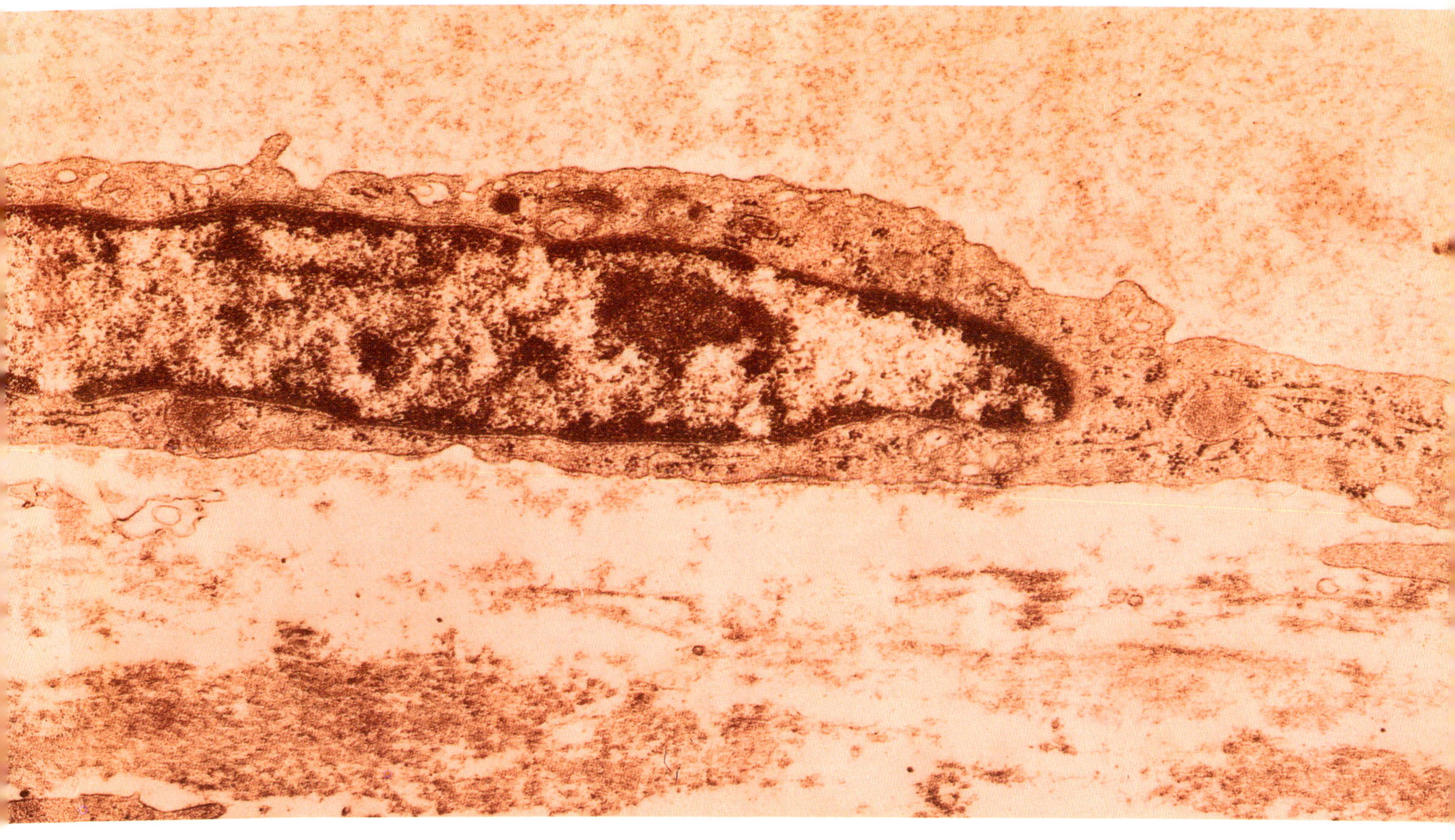

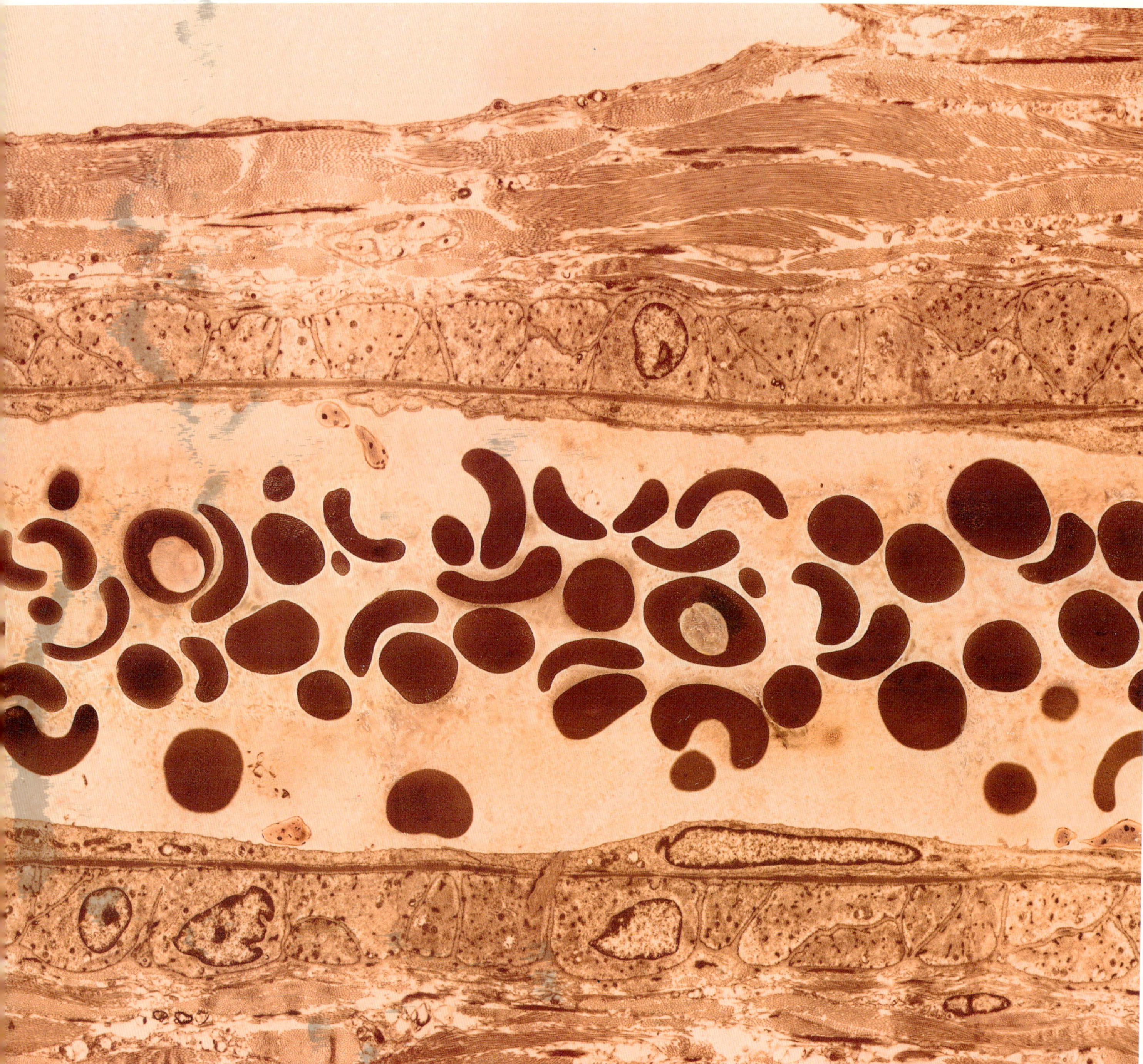
© Byk Gulden

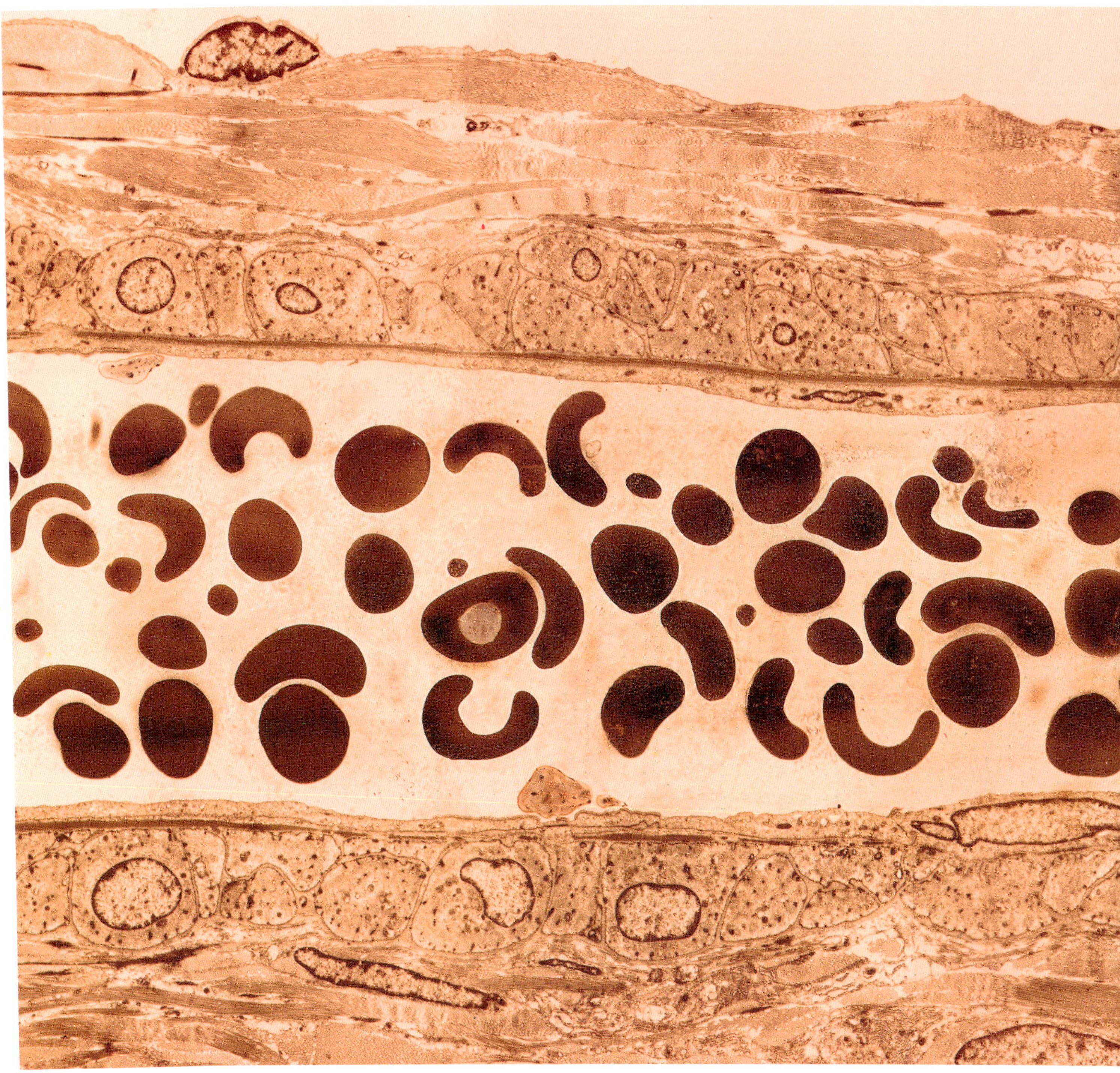

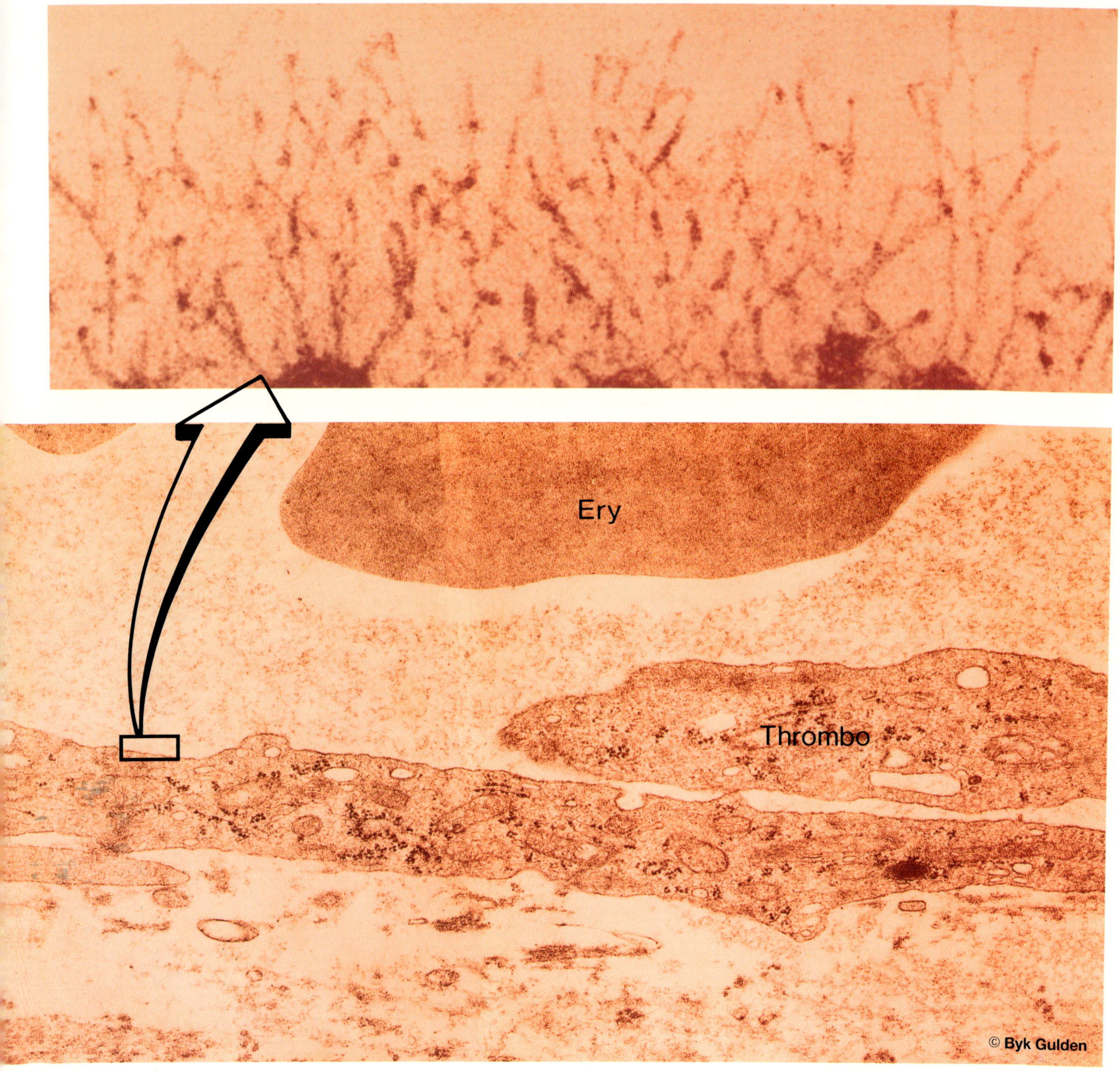
Ery
Thrombo
© Byk Gulden

S. 18–20 unten:
Verbesserte Techniken in der Elektronenmikroskopie haben unsere Erkenntnisse über die lokalen Unterschiede endothelialer Zellen ermöglicht. So gibt es deutliche Differenzen im Aufbau der luminalen Glykokalyx, der interendothelialen Haftstrukturen und des inneren Aufbaus, insbesondere der sog. Streß-Fasern, zwischen Hochdruck- und Niederdrucksystem. Dargestellt ist eine arterielle Endothelzelle in einer 50.000fachen fotomechanischen Vergrößerung. Ein ausgeprägtes subendotheliales kollagenes Fasernetz ist erkennbar; einzelne Fibrozytenfüßchen liegen zwischen den kollagenen Faserzügen. Ein ganz schmaler plasmafreier Saum ist zwischen den Blutzellen und der Gefäßwand erkennbar. Die Glykokalyx, ein feiner filzartig erscheinender Überzug aus sauren Mukopolysacchariden (Glykosaminoglykanen) mit einer hirschgeweihähnlichen Struktur, erhält aufgrund ihrer negativen elektrostatischen Aufladung einen gewissen Abstand zwischen Blutzellen und Endothel. In vivo sind Endothelzellen auch für die Inaktivierung zirkulierenden Thrombins und des von den Thrombozyten freigesetzten Thromboxans (letztes Enzym der Gerinnungskaskade resp. potenter Aggregator von Blutplättchen) verantwortlich.

S. 18 oben:
Lichtmikroskopische Ausschnittvergrößerung einer Aortenendothelzelle mit Darstellung der sog. Streßfasern. Mit Hilfe dieser Strukturelemente ist die Endothelzelle in der Lage, sich zu kontrahieren. Dieses Fasergerüst findet sich in den Endothelzellen des gesamten Gefäßsystems. Die Beobachtung, daß diese Fasern verstärkt in strömungsmechanisch beanspruchten Regionen auftreten und sich vorwiegend longitudinal parallel zur Längsachse in Richtung Blutstrom ausrichten, läßt darauf schließen, daß ihre Funktion hauptsächlich darin besteht, das Endothel gegenüber den Scherkräften des Blutstroms zu stabilisieren. Bei experimentellem Hypertonus konnte eine Zunahme solcher Streßfasern beobachtet werden. Vergr. 1000fach. Fotomechanisch umgesetzt.

S. 19 oben:
Glykokalyx auf der Zellmembran eines Lymphozyten. Erkennbar ist die bilamelläre Plasmamembran, auf der die bei dieser Vergrößerung diffus wirkenden Strukturen der Glykokalyx aufliegen. Elektronenmikroskopische Aufnahme, Vergr. 200.000fach. Fotomechanisch umgesetzt.

S. 20 oben:
Elektronenmikroskopische Darstellung der Glykokalyx. Vergr. ca. 600.000fach. Fotomechanisch umgesetzt.

S. 21–22:
Gefäßabschnitt einer Arteriole aus quergestreifter Muskulatur. Hier wird deutlich, daß Erythrozyten und andere Blutzellen weder das Gefäßendothel noch einander berühren.
Elektronenmikroskopische Aufnahme. Vergr. 3300fach.

strukturen untereinander verbunden sind. Das Wandrelief ist, wie wir schon ausgeführt haben, im Hochdrucksystem anders ausgeprägt als im Niederdrucksystem. Daran sind feinste zytoplasmatische Faserelemente beteiligt, die in Gestalt von Streß-Fasern (Aktinfilamentbündel) und Intermediärfilamenten zum Zytoskelett gehören und infolgedessen in den mechanisch stark belasteten Endothelzellen des arteriellen Systems in auffallend großen Mengen vorkommen (s. Abb. S. 18, oben). Bemerkenswert ist, daß die lumenseitige Membran der Endothelzellen, wie auch alle Blutzellen, mit einem feinen Rasen aus Glykoproteinen, der sog. Glykokalyx, lückenlos überzogen sind. Diese zarte Schicht läßt sich speziell mit der PAS-Färbung darstellen, was für einen hohen Gehalt an Glykosaminoglykanen (Mukopolysacchariden) spricht (s. Abb. S. 19, 20 oben).

Die Glykokalyx auf den Zelloberflächen sowohl des Endothels als auch der Blutzellen, z. B. der Lymphozyten, ist mit hoher Wahrscheinlichkeit für die Zell-zu-Zell-Wechselwirkungen wesentlich. Sie wird von den Zellen sezerniert und dann an die Zelloberfläche gebunden. Diese Glykoproteinschicht ist für die negative Aufladung nicht nur des Endothels und der Blutzellen, sondern aller gesunden Körperzellen verantwortlich. Der Bildausschnitt zeigt deutlich, daß auf dem Gefäßendothel ein ganz schmaler plasmafreier Saum zu finden ist, der sich ebenso um Erythrozyten, Thrombozyten und anderen Blutzellen findet. Die gleichartige negative Aufladung der Glykokalyx trägt dafür Sorge, daß unter normalen Umständen *niemals* eine Blutzelle das feinstrukturierte Endothel berührt. Aber auch die Berührung der Blut-

Zum Verständnis der Blutströmung sind einige Grundlagen des Strömungsverhaltens anzuführen. Die einfache laminare Strömung des Blutes beruht auf einer Verschiebung von Flüssigkeitsschichten gegeneinander (A). Diese ist bedingt durch die Kraft, welche den Widerstand überwindet, der sich dem Flüssigkeitsstrom entgegenstellt. Der Widerstand beruht letztlich auf der inneren Reibung, d. h. der Viskosität der Flüssigkeit. Im Gegensatz zur Geschwindigkeitsdifferenz zwischen den Lamellen bei ebener laminarer Strömung (einheitlicher Schergrad) sind die Schergrade bei natürlicher Strömung in einem Rohr, d. h. bei teleskopartiger laminarer Scherung, schon nicht mehr einheitlich (B). Sie haben ihr Maximum in Wandnähe und fallen dem parabolischen Geschwindigkeitsprofil folgend nach zentral hin ab (C).

Abb. D u. E zeigen die Verhältnisse bei turbulenter Strömung. Bei pulsatorischer Fluktuation des Drucks kommt es zur starken Durchmischung der Grenzschicht, so daß Zonen hoher Geschwindigkeit auch in unmittelbare Nähe der Gefäßwand gelangen. Dies bewirkt hohe Schubspannungen, die z. B. bei Bluthochdruck extrem ansteigen können. Durch den dabei entstehenden Reibungswiderstand der turbulenten Grenzschicht kann es zur Verletzung des Endothels kommen.

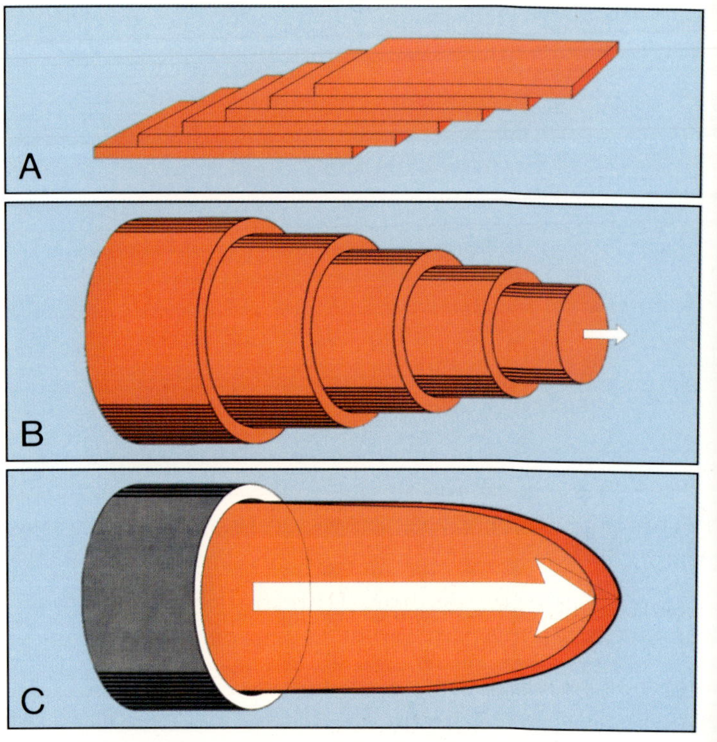

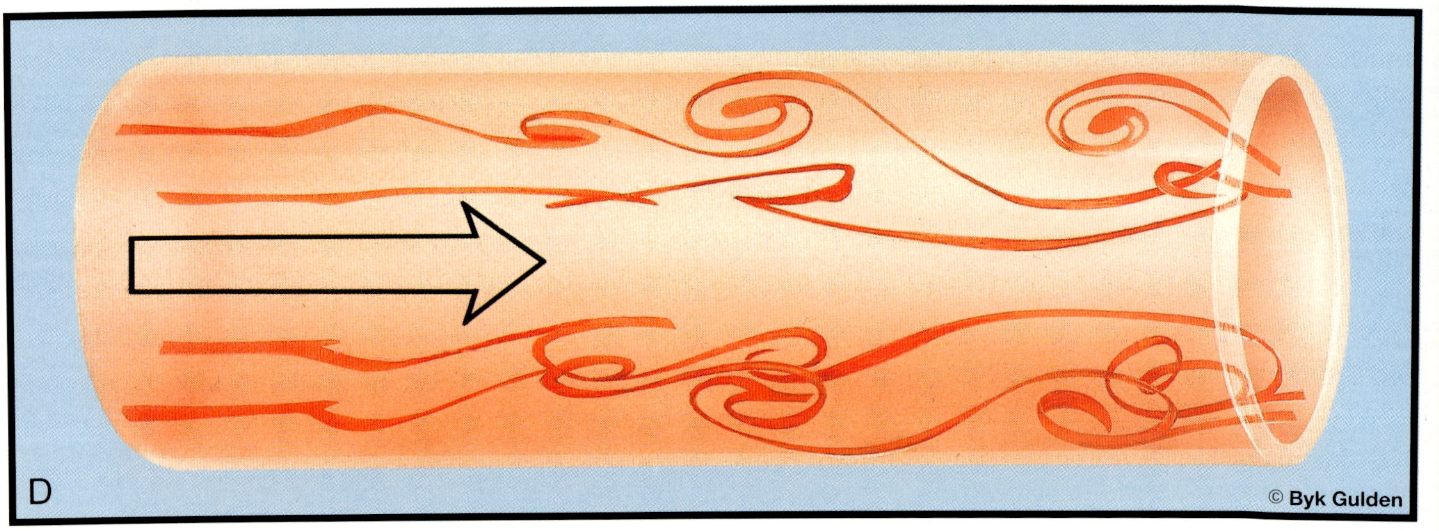

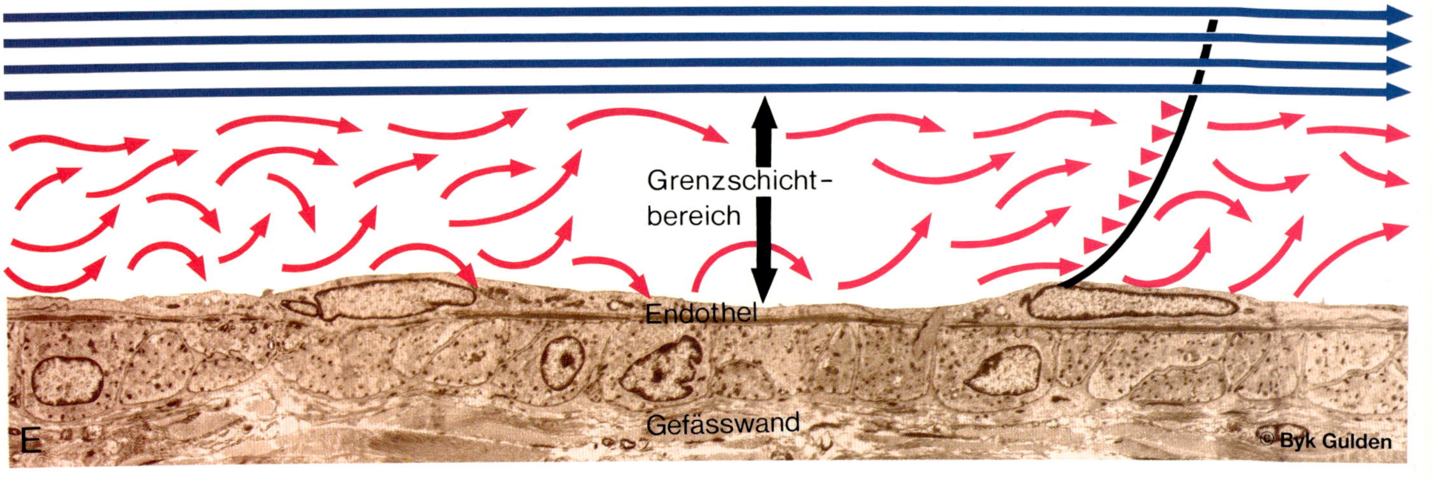

zellen untereinander wird dadurch verhindert (s. nebenst. Abb.). Auch wenn sie lichtmikroskopisch aggregiert erscheinen, kann man bei elektronenmikroskopischer Betrachtung erkennen, daß sich die Zellmembranen der Erythrozyten untereinander niemals berühren. Nur bei Zusammenbruch der negativen Ladung durch mechanische Schäden, wie Scherung und Dehnung, bei denen ein Verletzungspotential auftritt, kommt es z.B. zum Aggregieren von Thrombozyten auf dem Endothel oder auf der Verletzungszone.

Liegen bei Hochdruck nach einer Schädigung des Endothels im Bereich der Wirbelzöpfe Komponenten der Basalmembran oder des subendothelialen Kollagens frei, so findet eine verstärkte Adhärenz der Blutplättchen an diesen Teilen der Gefäßwand statt. Hieraus ergeben sich Hochdruckschäden mit dem Hauptproblem der akzelerierten Atherosklerose, vor allem wenn der Hypertonus mit anderen Risikofaktoren assoziiert ist, wie z.B. der hereditären Hyperlipidämie.

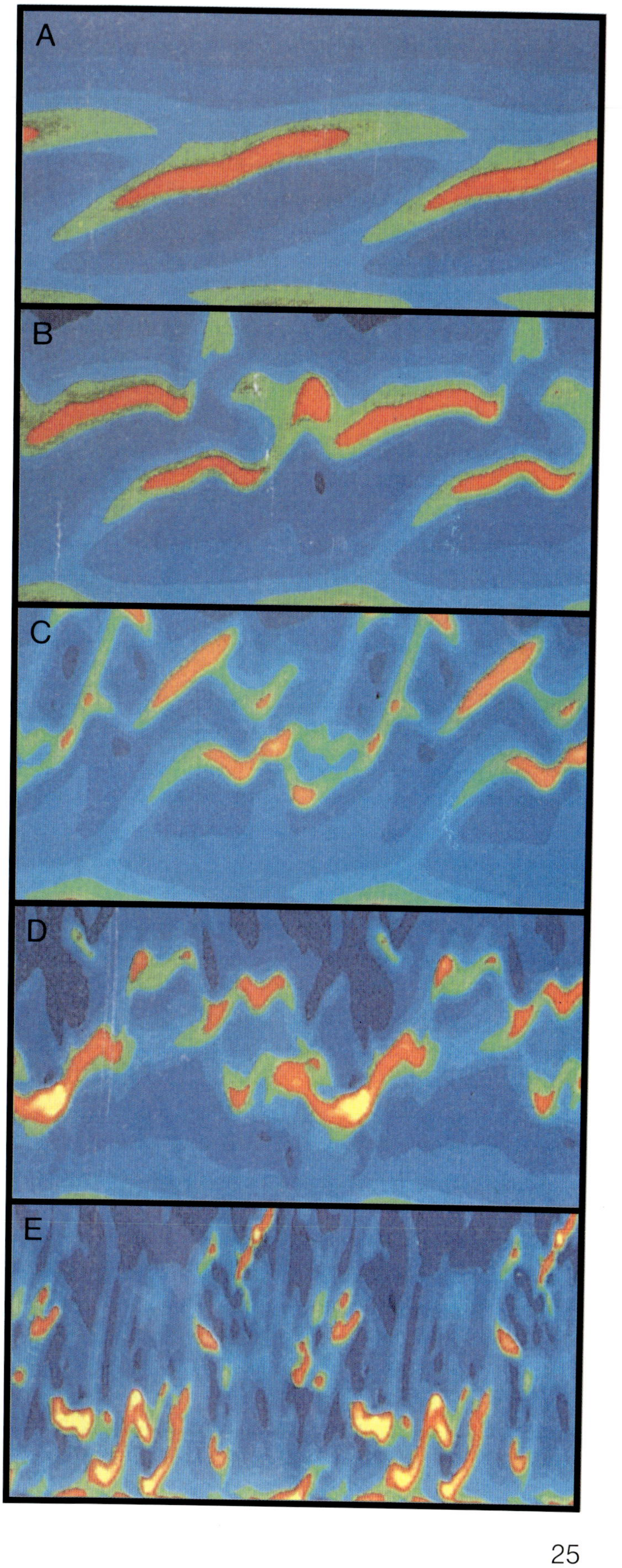

Man ist heute in der Lage, die verschiedenen Stadien des Übergangs von laminarer Strömung zur Turbulenz an einer Wandung mittels Computersimulation darzustellen. Der Farbwechsel von Blau über Rot nach Gelb kennzeichnet die Höhe der Schubspannung. Aus einer nur leicht gestörten Laminarströmung (A) entwikkelt sich über verschiedene Deformationsstadien (B, C, D) ein völlig turbulenter Zustand (E). Hierbei verlagert sich der Bereich der größten Schubspannung an die Wand des Gefäßes. Das bedeutet, daß bei turbulenter Strömung stets auch eine hohe Reibung am Endothel auftritt (nach Gilbert, Göttingen, Diss. dtsch. Forschungsanstalt für Luft- und Raumfahrt).

Die „response-to-injury"-Hypothese (Atherogenese)

Verletzungen des Arterienendothels bei Bluthochdruck sind teilweise auf eine verstärkte Wirbelbildung zurückzuführen. Man kann davon ausgehen, daß an der intimalen proliferativen arteriosklerotischen Schädigung mehrere Faktoren beteiligt sind. Zunächst führt die örtlich verstärkte Wirbelbildung im arteriellen System zur mechani-

Stark vereinfachtes Ablaufschema zur „response-to-injury"-Hypothese.
Darstellung der Wandwirbel (turbulente Strömung) mit Beschädigung des Endothels. Durch hohe Scherkräfte gereizte Endothelzellen setzen Wachstumsfaktoren frei. Dies ist nach neueren Erkenntnissen vermutlich das Initialstadium zur Auslösung proliferativer arteriosklerotischer Veränderungen.

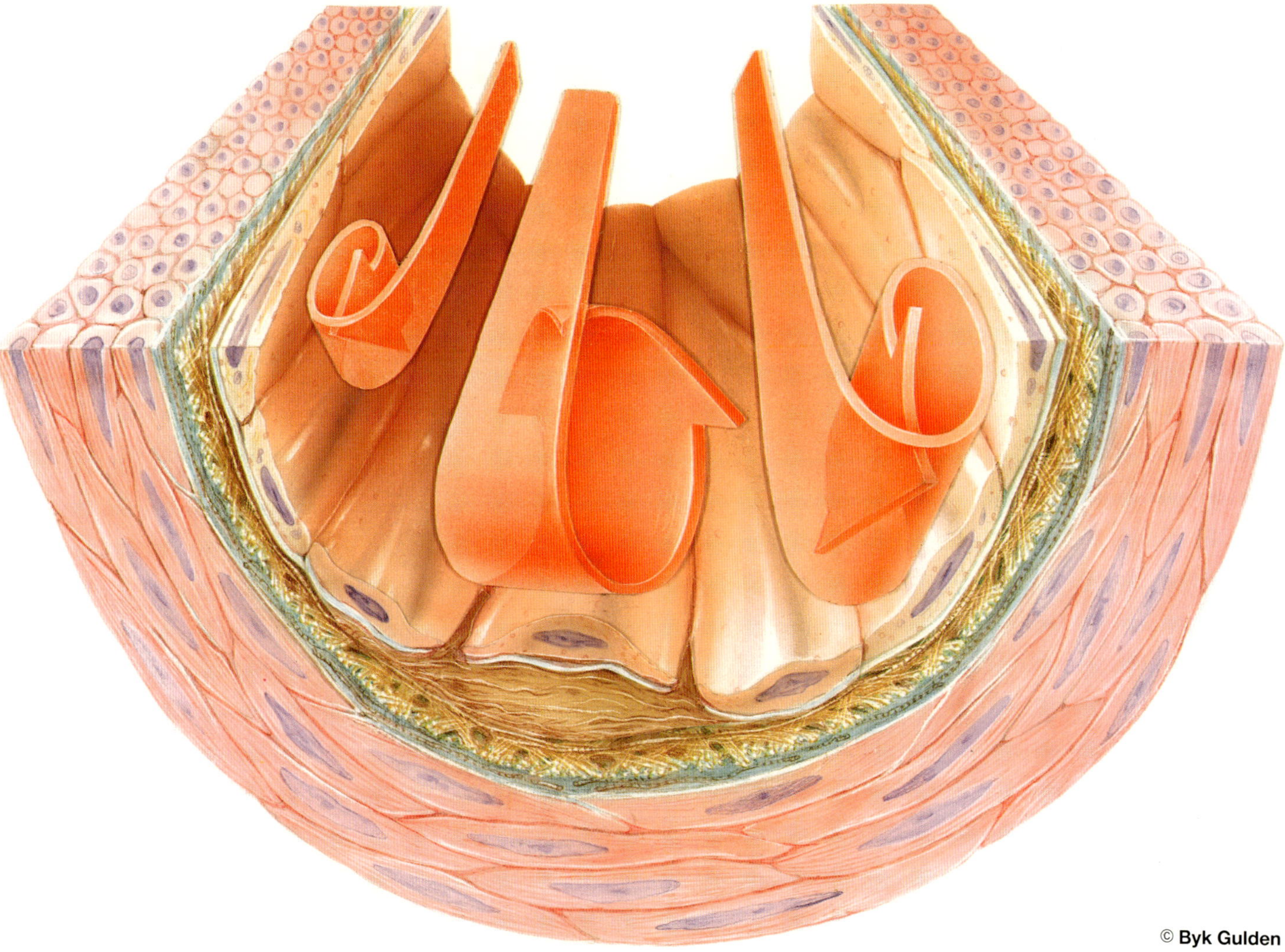

Abb. A: Monozyten heften sich an Endothelzellen. Hierbei setzen letztere wiederum Wachstumsfaktoren frei. Monozyten wandern in das subendotheliale Gewebe ein.
Abb. B: Makrophagen im subendothelialen Raum phagozytieren eingedrungene Plasmabestandteile, verstoffwechseln die Eiweiße und bilden mit phagozytierten Fetten die sog. fatty streaks.
Abb. C: Makrophagen stimulieren und beschädigen die Endothelzellen. Die so weiter verletzte Endothelzellage wird im Korrosionsbereich mit Thrombozyten abgedeckt, die ihrerseits einen Wachstumsfaktor freisetzen (PDGF). Dieser stimuliert glatte Gefäßmuskelzellen, in den subendothelialen Raum einzuwandern.
Abb. D: Flächenhafte und lumeneinengende Wandverdickungen (Plaques) führen zu proliferativen arteriosklerotischen Schädigungen. In fortgeschrittenen Stadien kommt es zur Verkalkung.

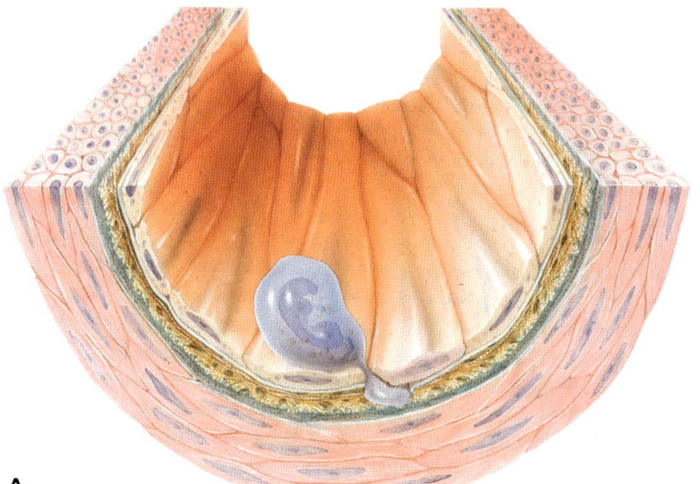
A

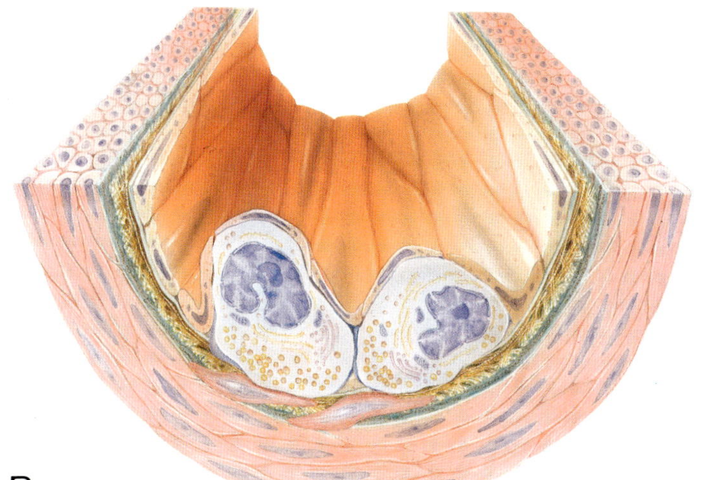
B

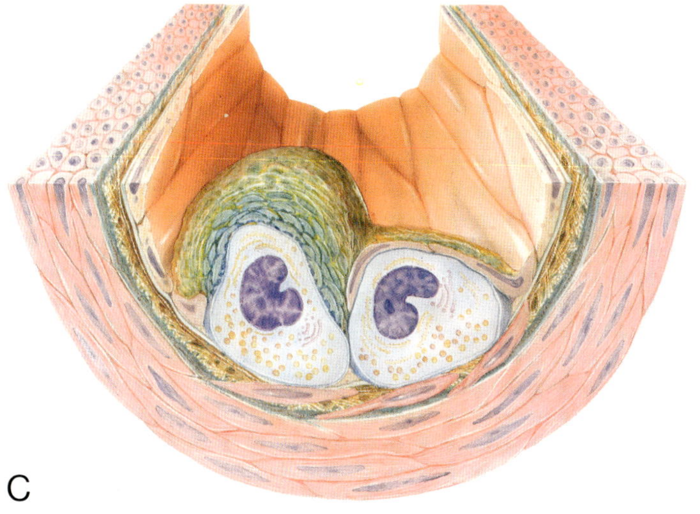
C

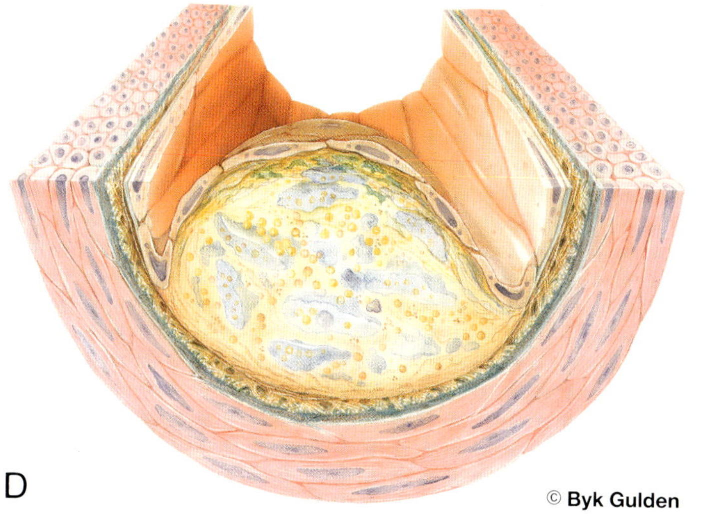
D

schen Verletzung der Endothelzellen. Plasma kann in den subendothelialen Raum einfließen. Monozyten heften sich an das Endothel und wandern teilweise auch in den subendothelialen Raum ein, wo sie eingedrungene Plasmabestandteile phagozytieren. Es bilden sich streifenförmige subendotheliale Ablagerungen aus Lipoproteinen, die sog. fatty streaks. Ferner schädigen Makrophagen den Endothelzellverband, so daß sich Thrombozyten an das subendothelial liegende elastische und kollagene Fasernetz anlagern können. Durch PDGF (platelet-derived growth factor) werden glatte Muskelzellen angeregt, in die Intima einzusprossen und die Ausbildung flächenhafter Wandverdickungen, der sog. Plaques, zu induzieren.

Ein anderer beteiligter Faktor ist das Lipoprotein A, kurz Lp(a) genannt. Den Schlüssel zur Atherogenität des Lp(a) lieferte die Apoproteinkomponente (a). Dieses mizellare Protein Apo(a) ist ein Bestandteil des Lp(a) und weist eine große Ähnlichkeit mit Plasminogen auf, das eine bedeutsame Rolle bei der Thrombolyse auf dem Gefäßendothel spielt. Bestimmte Segmente oder Molekülabschnitte, die sog. „kringles", sind sowohl beim Plasminogen als auch beim Apo(a) identisch. Wegen dieser Strukturähnlichkeit kann das Plasminogen durch Apo(a) bzw. Lp(a) am Rezeptor, d.h. seiner Haftstelle auf der Zellmembran, verdrängt werden. Die Aufgabe dieser Rezeptoren besteht eigentlich in der Förderung der Thrombolyse durch Beschleunigung der Plasminogenaktivierung. Wenn nun aufgrund der Molekularähnlichkeit Lp(a) statt Plasminogen gebunden wird, resultiert eine Hemmung der Thrombolyse bzw. eine Förderung der Thromboseneigung.

Wie wir bereits im 1. Band der Exempla hypertonica darstellen konnten, findet sich Arteriosklerose nahezu ausschließlich im arteriellen, und nicht im venösen Schenkel des Kreislaufs. Arteriosklerose gibt es auch nicht an jeder Stelle der arteriellen Gefäßwand, sondern nur dort, wo Wirbel oder

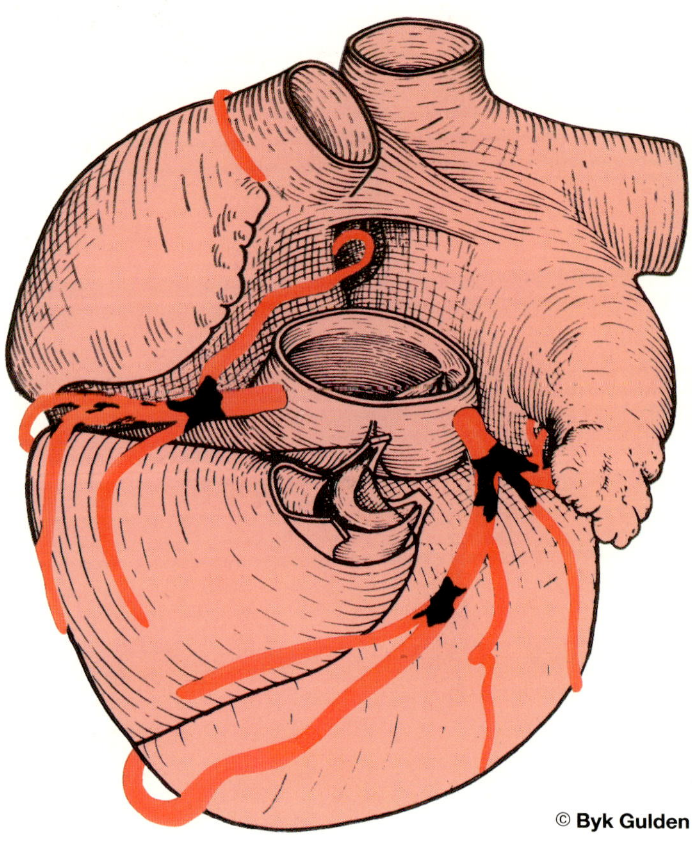

Typische Prädilektionsstellen (schwarz) von Plaques in den Koronarien. Dieses anatomisch dominierende und funktionell vermehrt beanspruchte Gefäß neigt häufig zur Einlagerung von Plaques in seine Wandabschnitte, wobei bezüglich der Lokalisation bestimmte Präferenzen erkennbar sind. In der A. coronaria dextra ist ver-

Wirbelzöpfe einen Dauerreiz auf den Endothelverband ausüben, so daß sich durch diese starke und fortdauernde hämodynamische Beanspruchung die desmosomalen Verbindungen der Endothelzellen lösen. Dies tritt in erhöhtem Maße unter den Verhältnissen des pathologischen Bluthochdrucks auf. Die initiale Verletzung der Gefäßwand als Auslöser der arteriosklerotischen Veränderungen mit ihren Folgereaktionen, wobei auch das Lp(a) eine besondere Rolle spielt, ist Grundlage der Verletzungshypothese „response-to-injury“ (s. Abb. S. 26, 27).

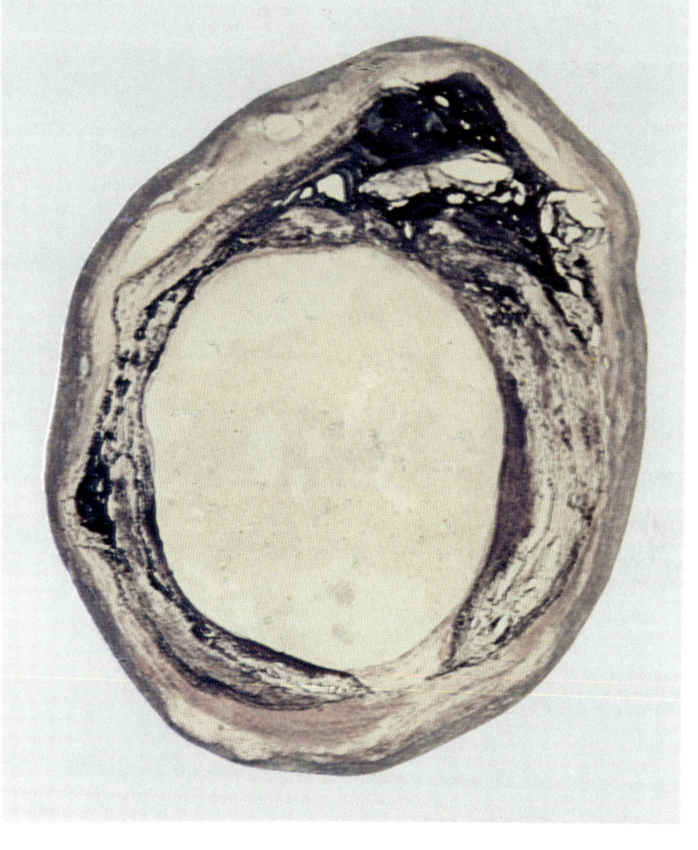

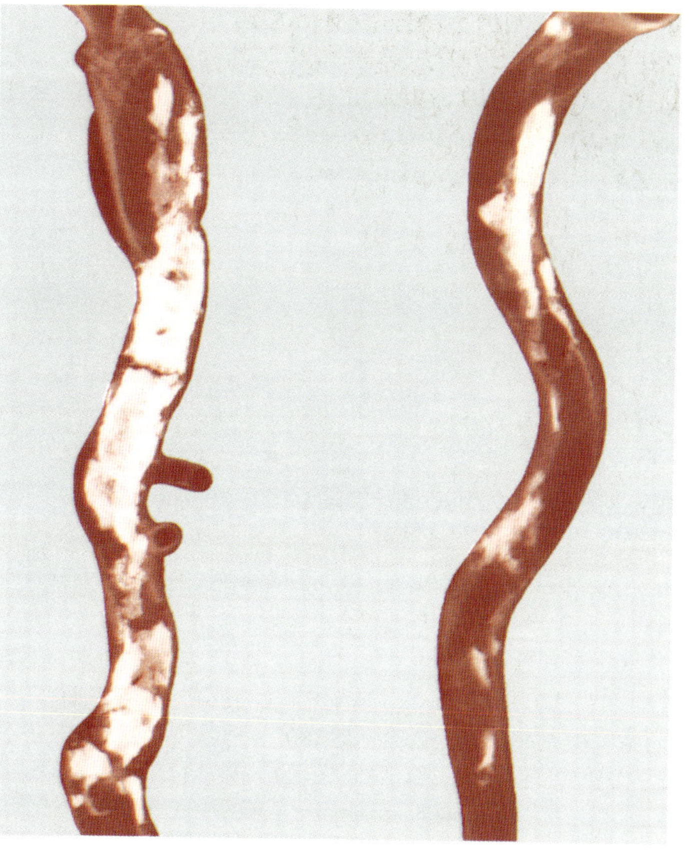

mehrt das 2. und 3. Zentimetersegment betroffen. Bei Befall der A. coronaria sinistra sind die ersten 2 cm des Hauptstammes meist frei von Plaques. Erst an oder nach der Bi- bzw. Trifurkation finden sich z. T. dichte Plaques und Stenosen.
Die danebenst. Abb. zeigt Kalkherde in den Wandschichten der A. coronaria dextra. Giemsa-Färbung, Vergr. 26fach.
Rechts: Ausbildung von zum Teil bizarren Kalkplatten bzw. einer konfluierenden röhrenförmigen Verkalkung. Das erste Zentimetersegment (oberer Bildabschnitt) ist frei von Kalkniederschlägen (nach v. Lüdinghausen).

Die linksventrikuläre Hypertrophie

Bei der Mehrzahl der Patienten mit arterieller Hypertonie muß mit dem Auftreten einer linksventrikulären Hypertrophie (LVH) gerechnet werden.

Zu den Faktoren, die die Entstehung einer LVH begünstigen, gehören das Ausmaß der Hypertonie, die Dauer der Erkrankung, Geschlecht und Lebensalter. Tierexperimentell ist eine wichtige Rolle für die Sympathikusaktivität gesichert. Erhebliches Übergewicht, Myokardinfarkt und Angina pectoris erhöhen das LVH-Risiko um das 2–3½fache (nach Levy). Bei chronischem Widerstandshochdruck, Volumenhochdruck und Adipositas entsteht mit der Zeit neben der Vermehrung der Muskelmasse des linken Ventrikels auch eine Dilatation, so daß es rasch zur exzentrischen Hypertrophie und zur Herzinsuffizienz kommen kann.

Die im Gefolge der hohen Druckbelastung bei chronischer Hypertonie sich zwangsläufig entwikkelnde Linksherzhypertrophie entsteht durch eine hochgradige Mobilisierung der Kontraktionsfunktion bei gleichzeitiger hoher Aktivität der inotropen Regulationsmechanismen. Diese vorwiegend isometrische Hyperfunktion, die durch ein sehr hohes Spannungsniveau charakterisiert ist, führt aufgrund intrazellulärer Kompensationsmechanismen zu einer gesteigerten Proteinsynthese in den Myokardzellen. Zu den biochemischen Veränderungen, die bei Linksherzhypertrophie auftreten, gehören ein Anstieg der myokardialen Katecholaminkonzentration und eine Aktivierung des lokalen gewebeständigen Renin-Angiotensin-Aldosteron-Systems (RAAS) sowie die Aktivierung der Gene für embryonale Isoproteine, z.B. für Myosin, Aktin oder Troponin. So kommt es zu einer ausgeprägten Herzhypertrophie und auch zum Auftreten einer Koronarsklerose, zum Absinken der ATPase-Aktivität in den Myofibrillen, zu feinstrukturellen Veränderungen an den

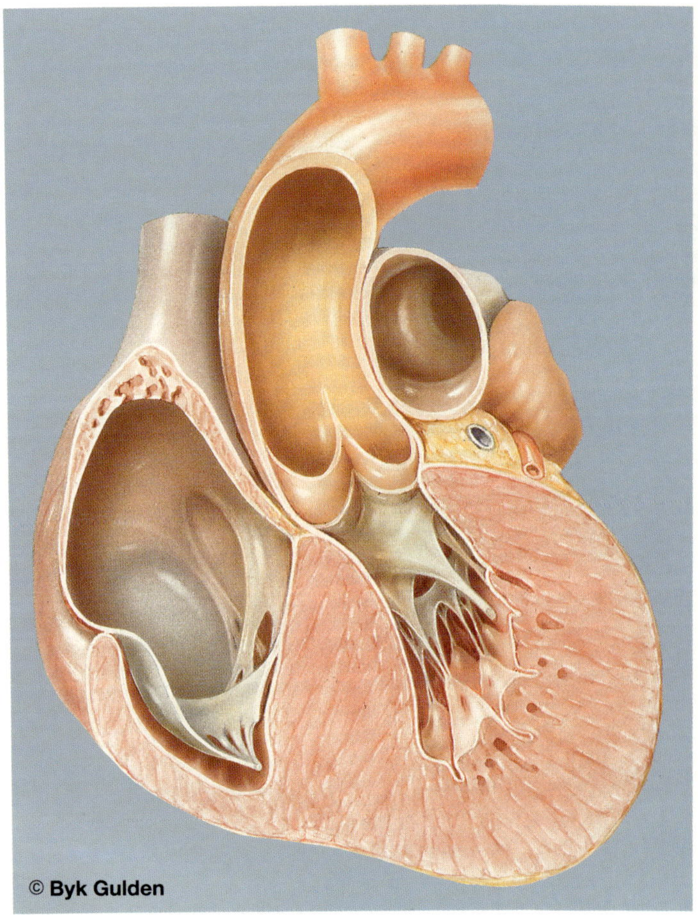

Bei reinem Widerstandshochdruck paßt sich der linke Ventrikel der Mehrarbeit, d. h. dem erhöhten Austreibungswiderstand und parallel dazu dem afterload, zunächst durch konzentrische Zunahme des Myokards an. Überschreitet diese Hypertrophie ein gewisses Maß, kommt es zur exzentrischen Hypertrophie.

Mitochondrien und zu anderen Veränderungen in den myokardialen Organellen, die pathophysiologisch als Komplex der Myokardabnutzung zusammengefaßt werden können. Im Gefolge der Erschöpfung der anfangs gut funktionierenden inotropen Funktionsmechanismen und des starken Abfalls der Noradrenalinkonzentration im Myokard endet der Abnutzungskomplex mit dem

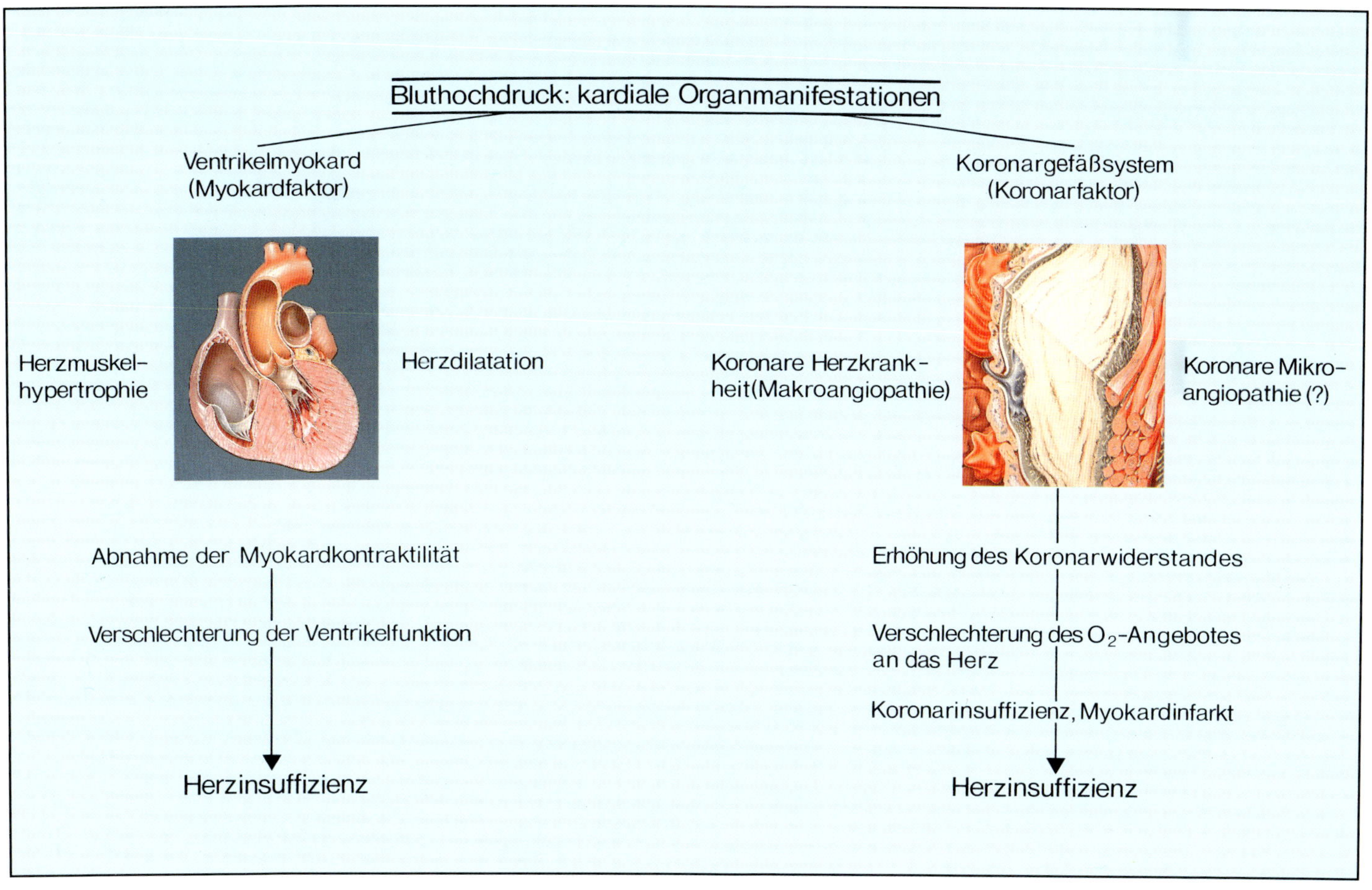

Kardiale Manifestationen des arteriellen Bluthochdrucks (nach Strauer). Nahezu alle Hypertoniker weisen entsprechend der Dauer und Schwere der Erkrankung eine Herzbeteiligung im Sinne einer linksventrikulären Hypertrophie auf. Dabei hat etwa jeder 2. Hypertoniker kardiale Manifestationen von Krankheitswert. Die Linksherzhypertrophie sowie die Summe der koronaren Manifestationen können sich zwar unabhängig voneinander entwickeln. Sie führen jedoch bei längerer Dauer und höhergradiger hypertensiver Herzbeteiligung zu gegenseitigen ventrikelmechanischen und koronaren Auswirkungen und zur Herzinsuffizienz.

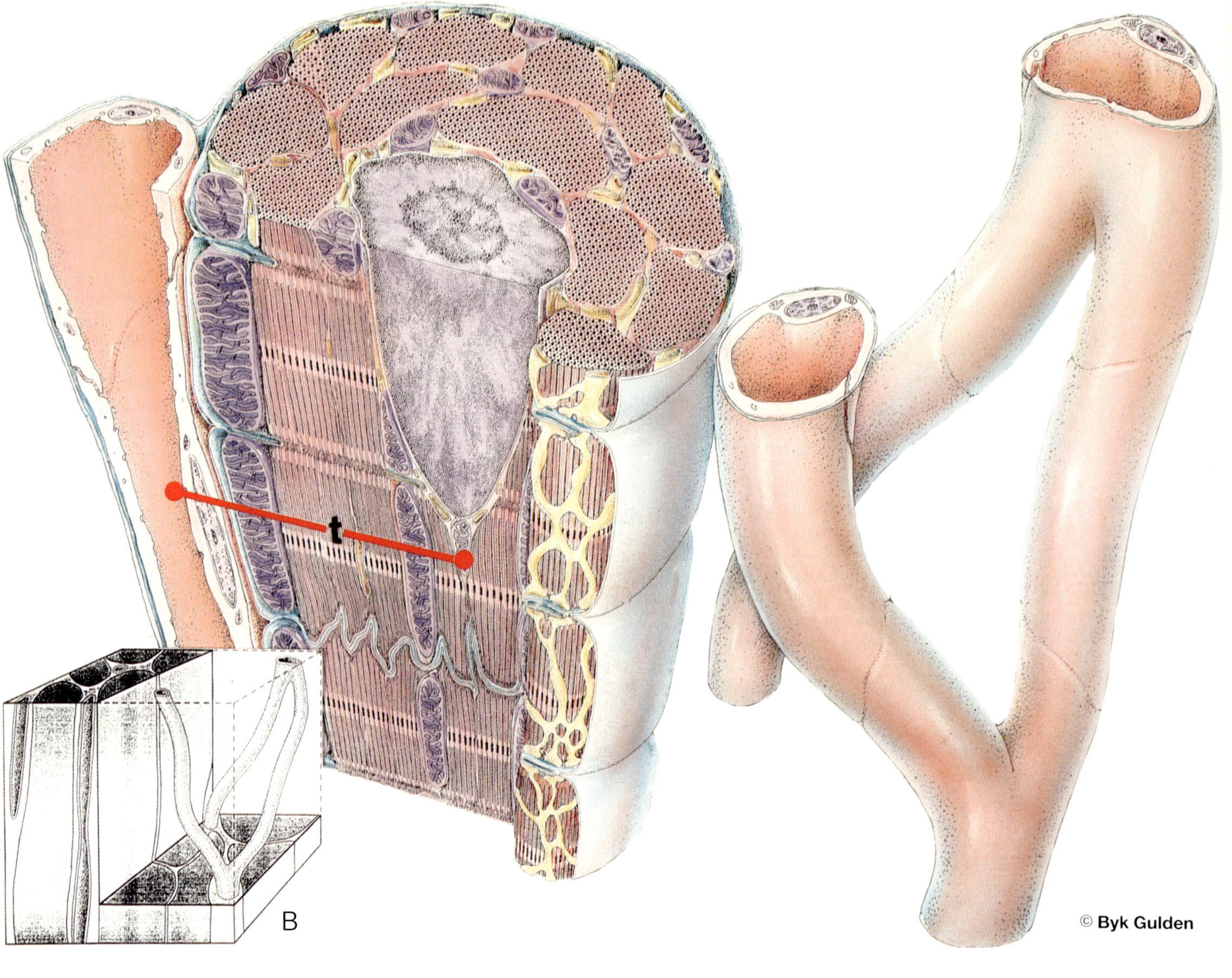

Abb. C: Hypertrophie und kapillare Neubildung

Die Myozyten werden sowohl dicker als auch länger. Wenn das Kapillarnetz nun kompensatorisch länger wird (kapillare Elongation), aber keine neuen Kapillaren gebildet werden, so wird der Abstand zwischen den Kapillaren größer. Damit werden die Diffusionsstrecken (t) länger, Sauerstoff und Substrat gelangen verzögert in die Myokardzelle. Der andere Fall, die kapillare Neoforma-

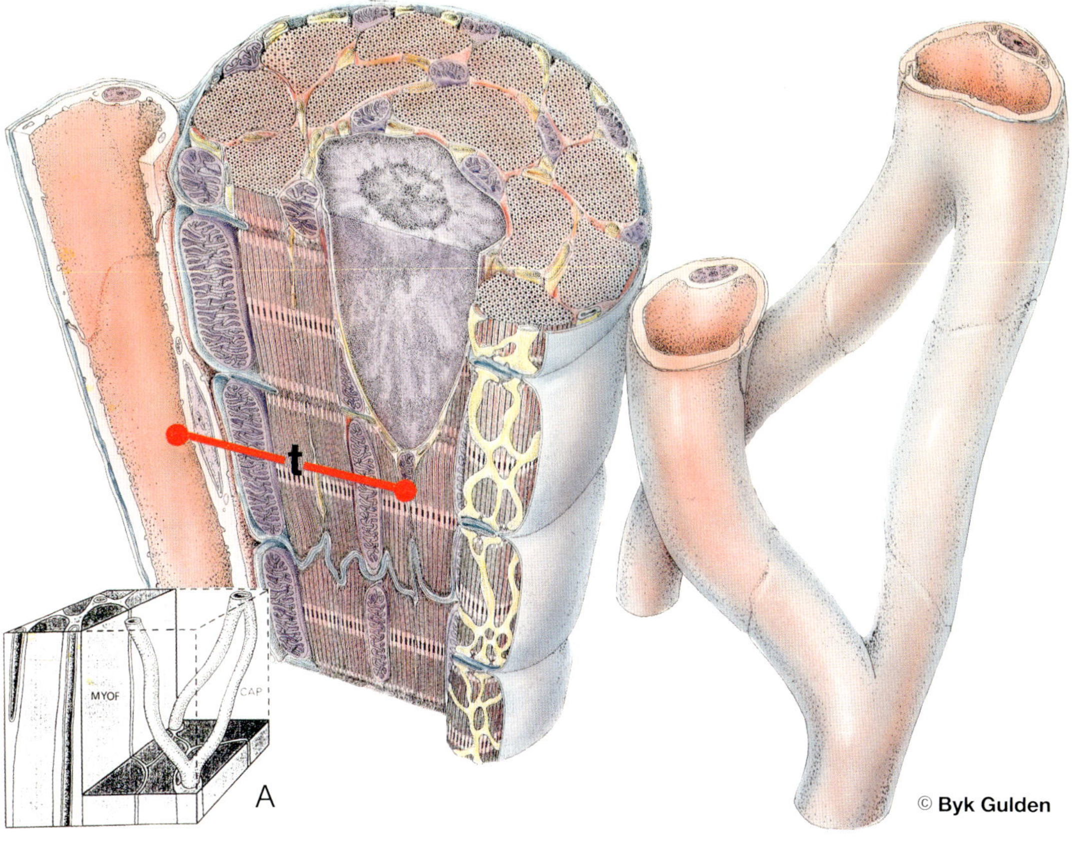

Dreidimensionale Darstellung pathophysiologischer Zustände der Linksherzhypertrophie (nach Mall). Bei Hypertrophie des Herzens „expandiert“ das Herz aufgrund der kompensatorischen Volumenzunahme der Muskelzellen. Dies verdeutlichen vergleichend die jeweils im unteren linken Bildabschnitt eingezeichneten Würfel (MYOF: Myofilamente; CAP: Kapillare).

Abb. A: normales Myokard

Abb. B: Myokard bei Hypertrophie mit kapillarer Elongation

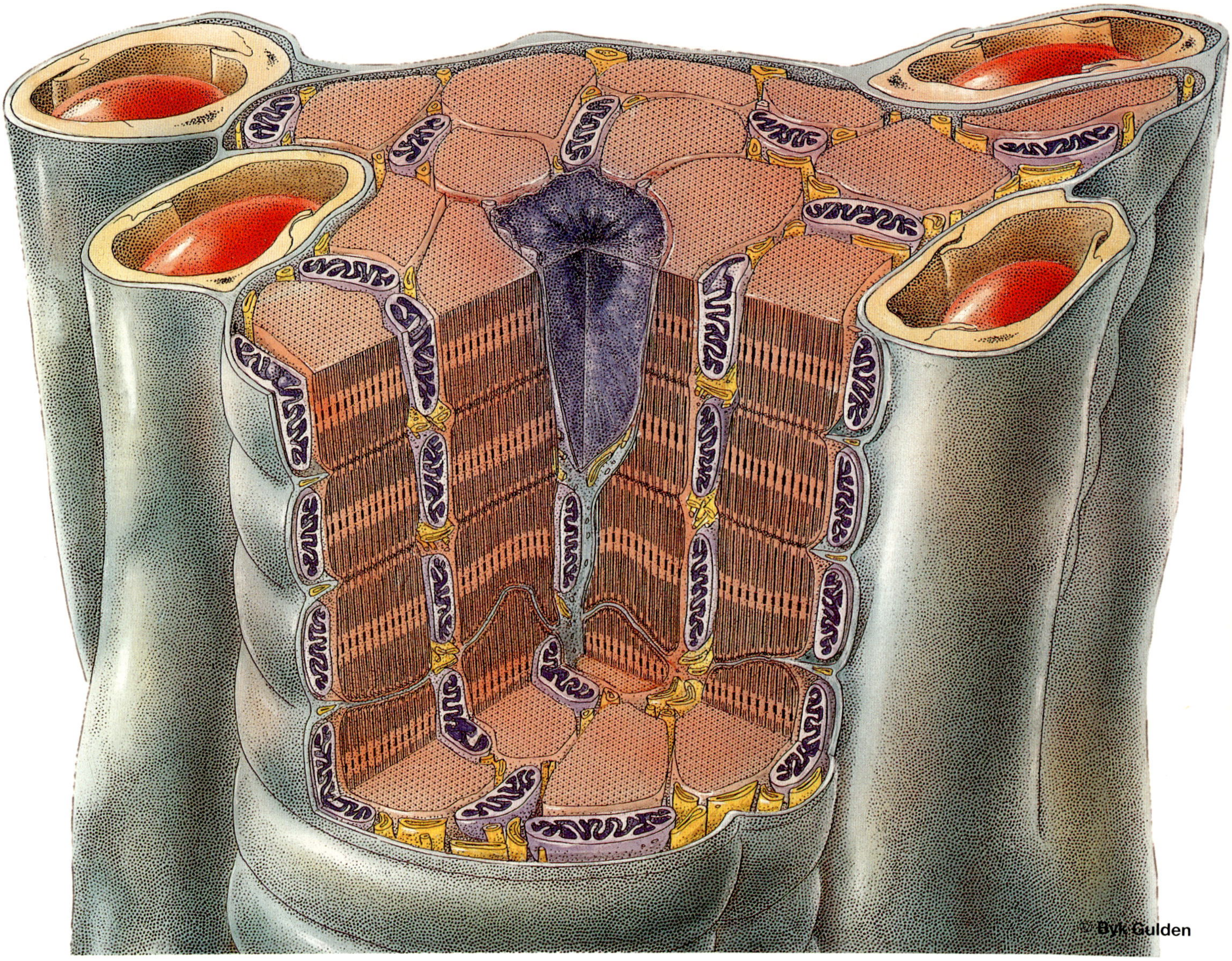

Dreidimensionale Darstellung einer Herzmuskelzelle mit ihrer Kapillarversorgung. Im netzartigen Verbund der Myozyten befinden sich zahlreiche Kapillaren, umgeben von nur spärlichem lockerem Bindegewebe. Jede Herzmuskelzelle wird von 3 bis 4 Kapillaren flankiert. Dadurch beträgt die Sauerstoff-Transitstrecke nur ca. 4–20 µm. Dies entspricht einer O_2-Diffusionszeit von weniger als 10 ms. Zwischen Kapillarwand und Herzmuskelzellen liegen nur wenig O_2-verbrauchende Strukturelemente. Die Anzahl der Mitochondrien steht in direkter Beziehung zur Stoffwechselaktivität. Bei Hypertrophie verdicken sich die Myozyten, so daß die Abstände der Kapillaren von den inneren, energieverbrauchenden Strukturen größer und damit die Diffusionsstrecken länger werden.

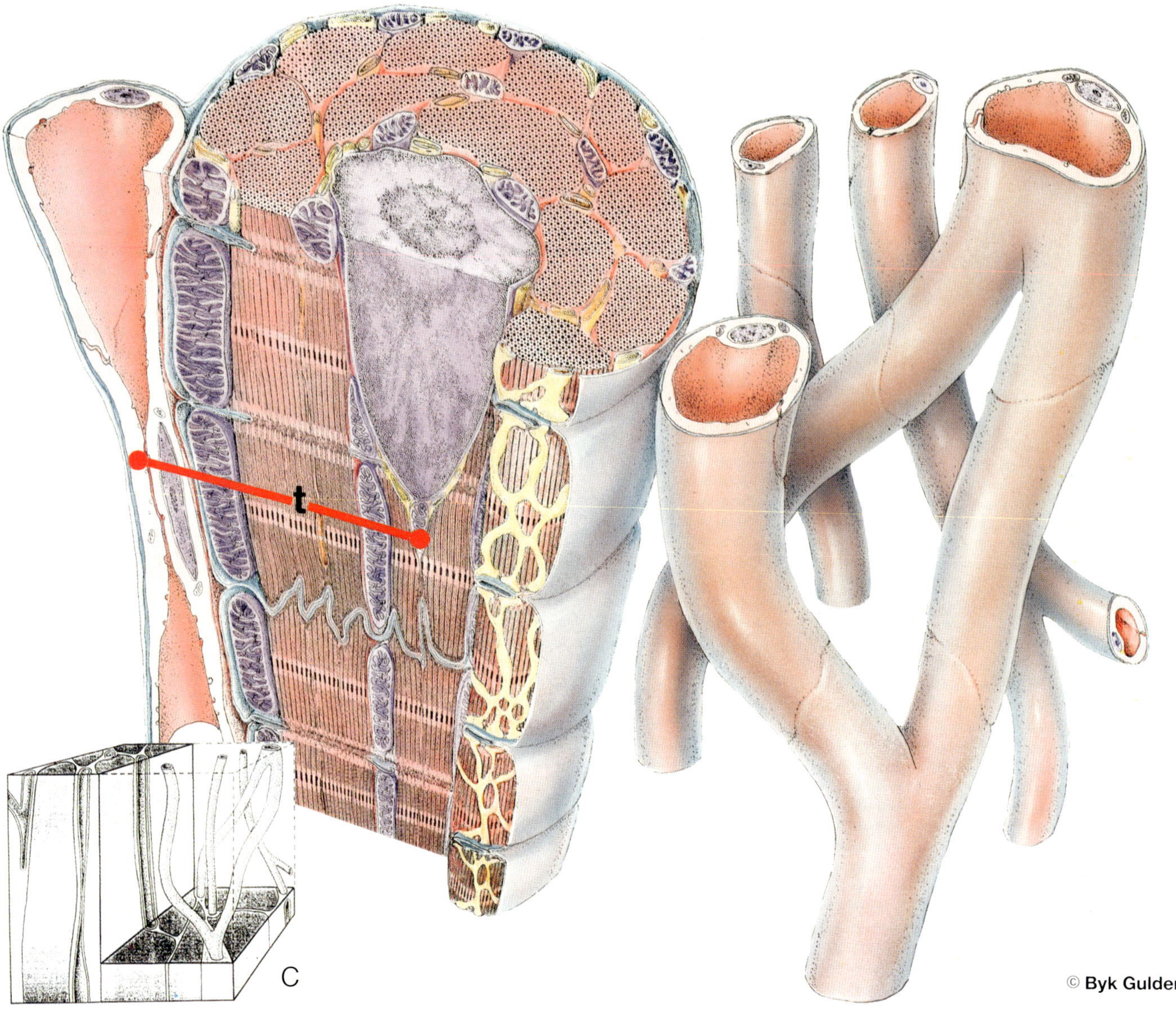

tion, zeigt, daß aufgrund einer Kapillarneubildung in Parallelschaltung die Volumenzunahme der Myozyten kompensiert werden kann. Dies ist aber in Säugetierherzen die Ausnahme. Neben der Kapillarisierung vermehrt sich in Anpassung an die Druckhypertrophie auch das bindegewebige Netzwerk zwischen den Myozyten. Es muß jedoch darauf hingewiesen werden, daß die Ultrastruktur der Herzmuskelzellen bei Druckhypertrophie im kompensatorischen Stadium noch kaum Veränderungen zeigt.

Auftreten einer Herzinsuffizienz, die sich durch die Hypertrophie infolge der Ausschöpfung funktioneller Reserven des Herzens und seiner Regulationsmechanismen entwickelt.

Kennzeichen der Linksherzhypertrophie, hervorgerufen durch die Hochdruckkrankheit, sind:

1) Die Myokardspannung, der Energie- und Sauerstoffbedarf des Myokards und die Koronardurchblutung sind hochgradig erhöht.

2) Die Vermehrung der Herzarbeit basiert auf einem erhöhten systolischen Druck im Ventrikel bei nur geringer Veränderung des Minutenvolumens.

Die Gesamteffektivität des Herzens ist zu Beginn der Hypertrophie noch normal, später herabgesetzt. Die relative Abnahme von Kapillaren pro Volumeneinheit des hypertrophierten Myokards führt zwangsläufig zu einem funktionell nicht vollwertigen Herzmuskel. Es ergibt sich ein umgekehrt proportionales Verhältnis zwischen Sauerstoffbedarf und Sauerstoffangebot, denn mehr Muskelmasse bedarf einer erhöhten Sauerstoffzufuhr, die durch die relative Verminderung der kapillaren Durchblutung aber nicht gegeben ist.

Man ist bemüht, die Wandspannung und das Ausmaß der Druckbelastungen zu reduzieren. Drucksenkung kann die Kontraktilitätsreserve bzw. die linksventrikuläre Leistungsfähigkeit verbessern.

Eine blutdrucksenkende Therapie darf keinesfalls ein zusätzliches Risiko für die Entstehung oder Verschlechterung einer linksventrikulären Hypertrophie in sich bergen. Der myokardiale Kollagengehalt soll der Muskelmasse möglichst angepaßt bleiben. Denn eine Zunahme des Kollagens führt zur myokardialen Rigidität, was wiederum einen negativen Einfluß auf die diastolische Funktion (Compliance und Füllungsverhalten) des Herzens zur Folge hätte.
Eine unbehandelte linksventrikuläre Hypertrophie ist nach epidemiologischen Daten (Framingham) nicht nur mit der Entwicklung einer Herzinsuffizienz sondern auch mit der einer koronaren Herzerkrankung und mit dem erhöhten Risiko komplexer ventrikulärer Arrhythmien sowie dem Sekundenherztod (sudden death) verbunden. Klinische Befunde haben gezeigt, daß die Regression der Linksherzhypertrophie sowohl mit Calciumantagonisten, mit ACE-Hemmern, sowie mit $\alpha 1$- und möglicherweise auch mit β-Blockern, nicht jedoch mit Diuretika erreicht werden kann. Unter dieser Medikation beträgt die Abnahme der vermehrten Herzmuskelmasse bis zu 30%, wobei dies bei mehr als der Hälfte der Patienten im Verlauf von $1/2-1$ Jahr zu erwarten ist.

Aspekte zur humoralen Regulation

Das Renin-Angiotensin-Aldosteron-System (RAAS)

Es ist unmöglich, hier eine erschöpfende Darstellung der Blutdruckregulation zu geben. Im folgenden sollen jedoch einige Aspekte dargestellt werden, die erst in neuerer Zeit aufgeklärt wurden und große potentielle therapeutische Bedeutung haben.

*

Das Renin-Angiotensin-Aldosteron-System ist wesentlich an der Regulation der Volumenhomöostase und der Aufrechterhaltung des Blutdrucks mitbeteiligt. Renin wird vorwiegend in den Golgi-Feldern des juxtaglomerulären Apparates der Niere gebildet und konnte erst in den letzten Jahren voll charakterisiert werden. Es hat ein Molekulargewicht von ca. 40–50 kD. Mit modernen immunhistochemischen Methoden konnte gezeigt werden, daß ein bedeutender Anteil des Renins auch in den afferenten Arteriolen gebildet werden kann. Die Renin-produzierenden Zellen der Niere kann man als modifizierte Muskelzellen der Gefäßwand ansehen (myoepitheliale Zellen). Innerhalb dieser Zellen wird Renin über den Golgi-Apparat in vesikulären Strukturen als Speichergranula abgeschnürt.

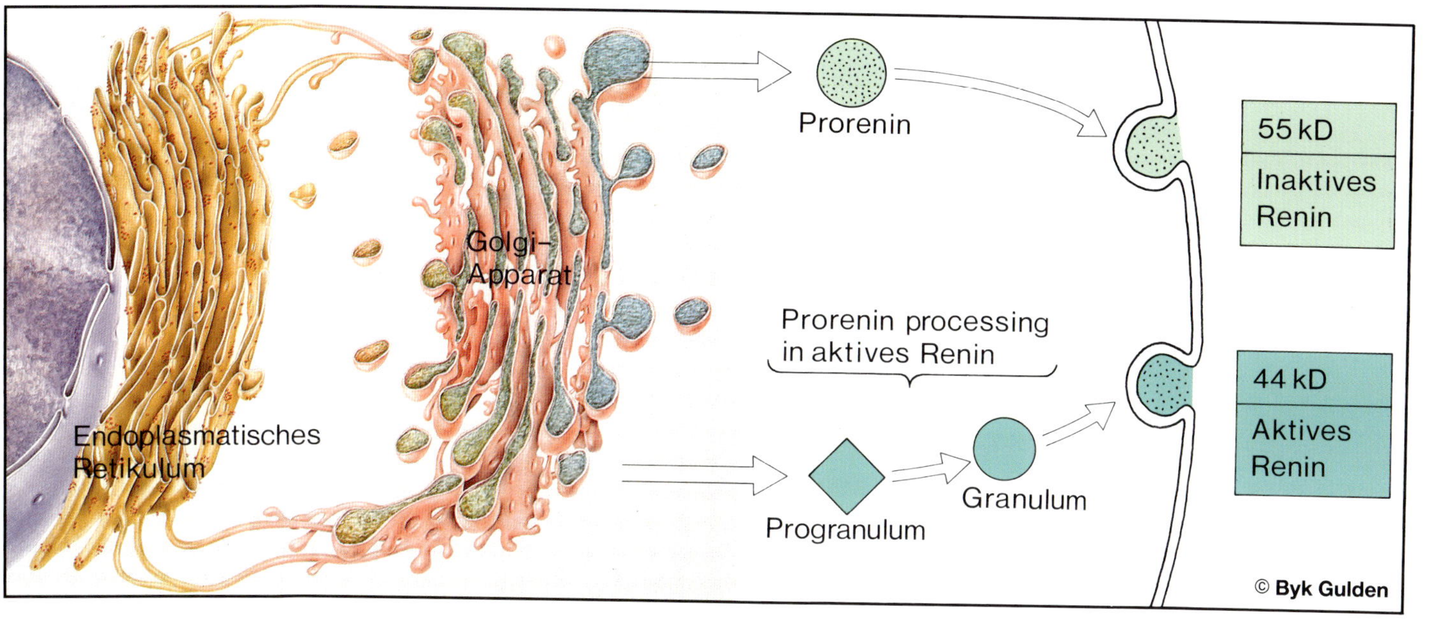

Synthese und Ausschüttung des Renins aus einer Zelle des juxtaglomerulären Apparates. Die im endoplasmatischen Retikulum synthetisierten Peptide werden im Golgi-Apparat modifiziert. Prorenin resp. Renin wird in Form von Granula verpackt. Über zwei Wege kommt es zur Freisetzung von höher molekularem inaktivem Prorenin und bereits aktivem Renin. Das Schema erklärt diese beiden Wege der Ausscheidung.

Wie viele andere proteinspaltende Fermente findet man auch Renin in einer inaktiven Vorstufe, dem Prorenin, aus dem bereits intrazellulär die aktive Form entstehen kann, die gemeinsam mit Prorenin in den Kreislauf abgegeben wird.

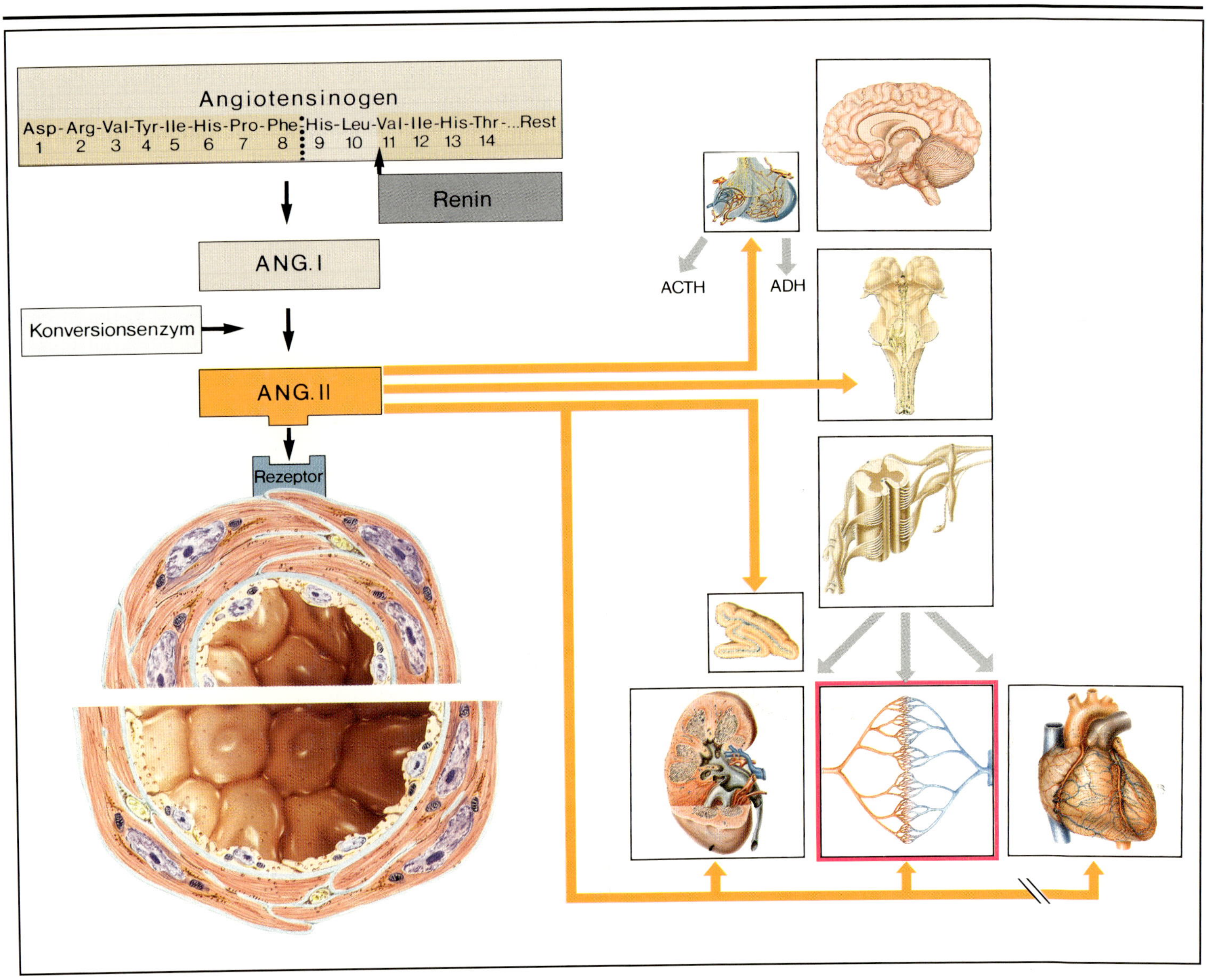

Das proteolytische Enzym Renin spaltet aus dem Substrat Angiotensinogen ein Dekapeptid, d.h. ein Polypeptid mit 10 Aminosäuren, das Angiotensin I ab. Mit Hilfe des Konversionsenzyms (angiotensin converting enzyme), einer Dipeptidase, wird von Angiotensin I ein Peptidfragment mit zwei weiteren Aminosäuren abgetrennt, so daß Angiotensin II (Aminosäure 1–8) entsteht. Angiotensin II ist in der Lage, vermittelt über einen Rezeptor, an der Gefäßmuskulatur eine Vasokonstriktion auszulösen. In der Niere kommt es zur Steigerung der tubulären Natriumrückresorption. Die Nebenniere wird zur Aldosteronsekretion stimuliert, im Bereich des Hirnstammes und an den sympathischen Nervenendigungen kommt es zu einer vermehrten Aktivität. Die Freisetzung von Noradrenalin aus sympathischen Nervenendigungen wird gesteigert (facilitation). Die Hypophyse wird zur Freisetzung von antidiuretischem Hormon (ADH) und adrenocorticotropem Hormon (ACTH) angeregt. Am Herzen wird wahrscheinlich ein inotroper Effekt ausgelöst. Die Gesamtheit der Wirkungen des Angiotensins imponiert als Blutdruckerhöhung. Hierbei stellt die Vasokonstriktion einen Sofortmechanismus dar, während es sich bei den anderen Mechanismen um Effekte mit längerem Zeitgang handelt.

Angiotensin I (Ang I) ist ein Dekapeptid, das durch die Einwirkung von Renin auf die Vorstufe Angiotensinogen entsteht. Angiotensin I hat keinen bisher bekannten biologischen Effekt. Es gilt als Zwischenstufe, die schnell durch das angiotensin converting enzyme (ACE) in das biologisch aktive Oktapeptid Angiotensin II (Ang II) umgewandelt wird. Besonders aktiv ist hier das Endothel der Lungengefäße. Angiotensin II hat 3 Hauptfunktionen. Es ist ein starker Vasokonstriktor, es unterdrückt die Reninfreisetzung und regt die Ausschüttung des Aldosterons aus der Nebennierenrinde an.

Bei steigender Salzretention dämpft Aldosteron über einen negativen feedback-Mechanismus die Reninfreisetzung.

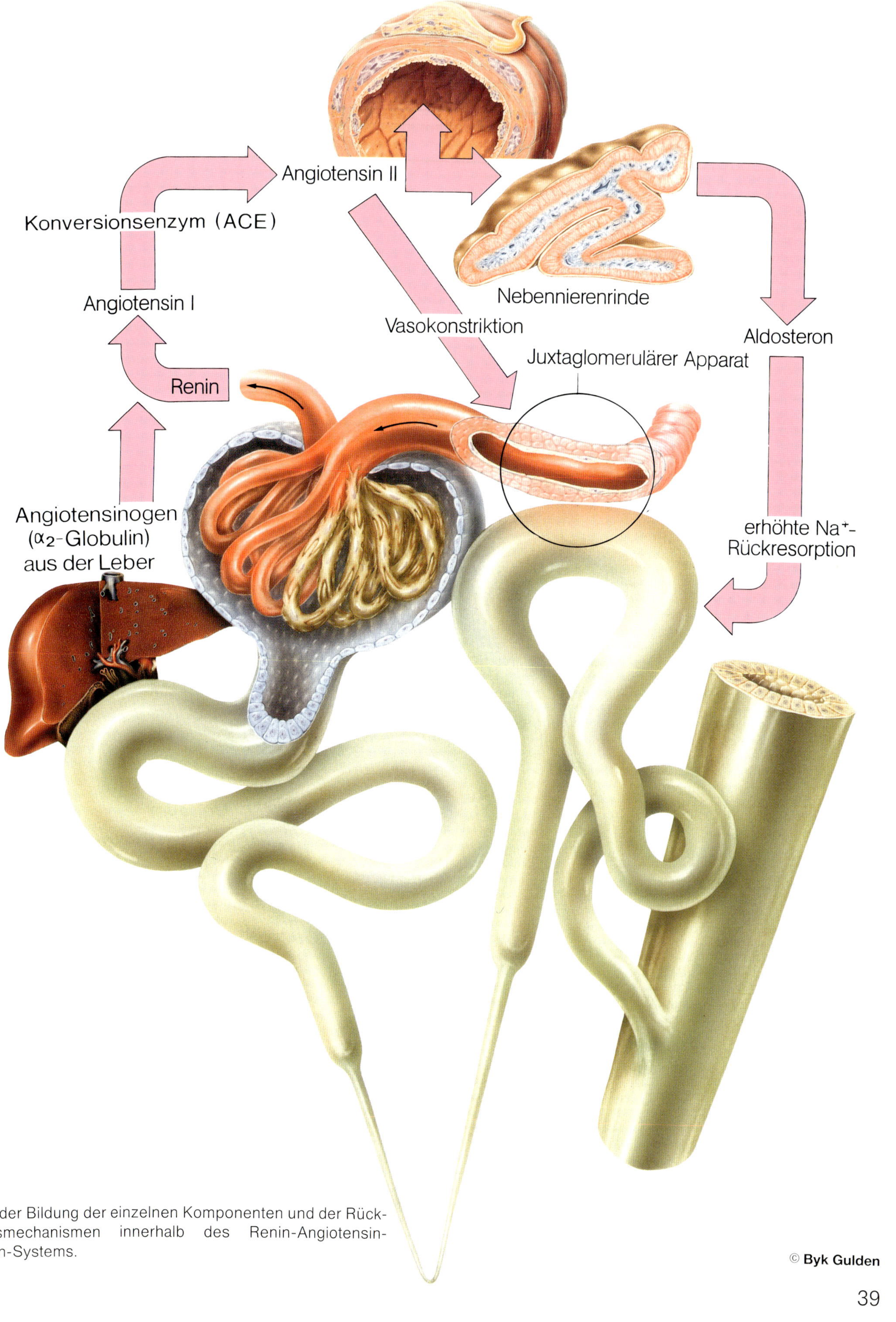

Synopsis der Bildung der einzelnen Komponenten und der Rückkopplungsmechanismen innerhalb des Renin-Angiotensin-Aldosteron-Systems.

Atriale natriuretische Faktoren (ANF)

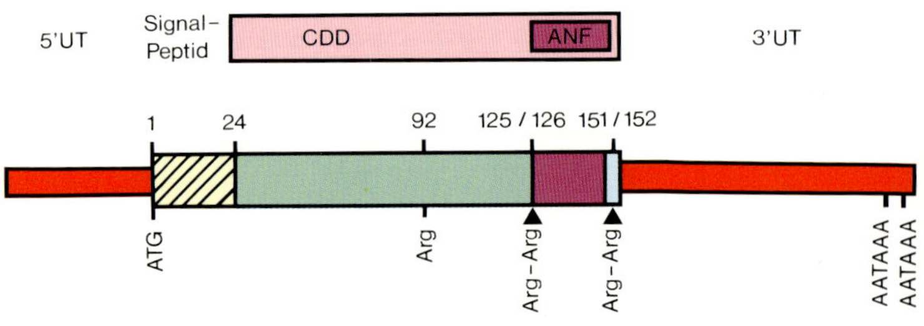

Aus dem Vorhof des Herzens von Menschen, Schweinen und Ratten konnten verschiedene natriuretisch wirkende Peptide isoliert werden. Zur Zeit gibt es noch keine einheitlichen Bezeichnungen, auf die sich die verschiedenen Autoren geeinigt haben. Es gibt inzwischen molekularbiologische Arbeiten, mit denen die kodierenden Gene aufgeklärt wurden. Die Substanzen stammen alle aus einem hochmolekularen Vorläuferprotein mit 152 Aminosäuren. In mancher Hinsicht sind diese Peptide Gegenspieler des Renin-Angiotensin-Aldosteron-Systems. Sie senken den Blutdruck, reduzieren das Blutvolumen und steigern die Na^+- und Wasserausscheidung in den Nieren. Zielorgane für ANF sind höchstwahrscheinlich Blutgefäße, Niere, Nebenniere, Hypophysenhinterlappen und die Zentren der Blutdruckregulation im Stammhirn. Die in den Herzmuskelzellen der Vorhöfe vorwiegend in Kernnähe liegenden, elektronendichten Granula, in denen ANF gespeichert sind, werden vermehrt bei Natriummangel und nehmen rasch ab bei einer Herzvorhofdehnung. ANF wirken nach spezifischer Rezeptorhaftung an der Zellmembran über eine Aktivierung der membrangebundenen Guanylatcyclase auf Blutgefäße. Hier induzieren sie eine Relaxation der glatten Muskelzellen der großen und kleinen Arterien. Sie heben die vasokonstriktorische Wirkung von Angiotensin II an den Arterien auf. In den Nieren kommt es dadurch zu einer vermehrten Durchblutung und möglicherweise auch zu einer erhöhten Durchlässigkeit der Kapillarschlingen im Glomerulum. Im aufsteigenden Schenkel der Henleschen Schleife sowie im Sammelrohr wird die Natriumrückresorption gehemmt (Natriurese). Außerdem kommt es zur Hemmung der Reninfreisetzung. In den Nebennieren wird die Aldosteron- und Adrenalinfreisetzung gehemmt. Diese Wirkungen sind dem Angiotensin entgegengesetzt. Am Hypophysenhinterlappen wird die Freisetzung von Vasopressin gehemmt. Klinisch bedeutsam sind diese Mechanismen auch bei Herzinsuffizienz. Hier kommt es langdauernd zu einer erhöhten Ausschüttung von ANF. Diese mildert die negativen Folgen der Ödembildung, Atemnot u.a. ab.

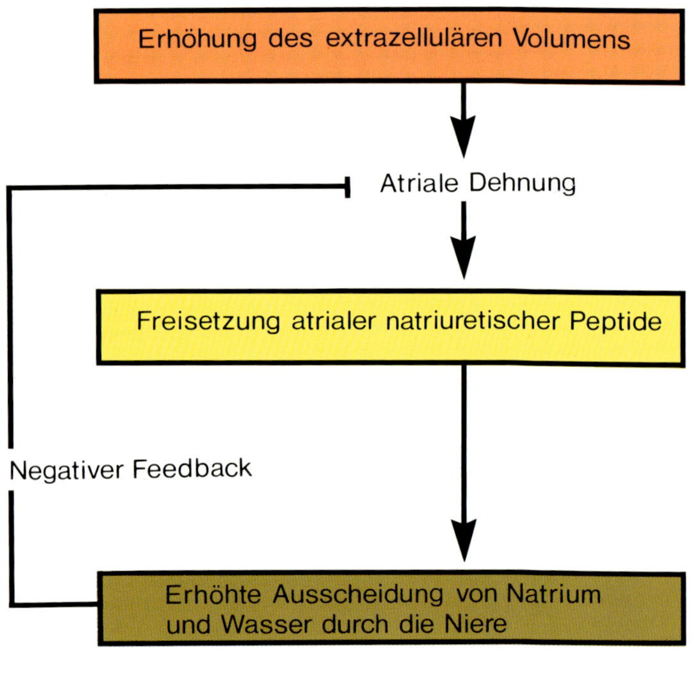

Abb. unten: Stark vereinfachtes Schema zur Freisetzung und Wirkungsweise der atrialen natriuretischen Peptide mit ihrem Rückkopplungsmechanismus.
Abb. oben: Schematische Darstellung der Struktur des atrialen natriuretischen Faktors ANF mit der Nukleotidsequenz und z. T. der daraus abgeleiteten Aminosäuresequenz. Hervorgehoben sind das Signalpeptid (Anfangscode ATG), das aus den Aminosäuren 1–24 besteht, sowie die Positionen der Aminosäure Arginin (Ort der enzymatischen Spaltung [▶] zum aktiven Peptid). Das in der Zirkulation gefundene aktive Polypeptid ist violett hervorgehoben.

Endothelium-derived relaxing factor (EDRF) und endothelium-derived constriction factor (EDCF)

In jüngster Zeit wurde erkannt, daß Endothelzellen nicht nur eine passive Auskleidung der Blutgefäße darstellen, sondern aktiv an der Einstellung des Gefäßtonus beteiligt sind. Es ist sehr wahrscheinlich, daß ihnen eine wichtige Rolle bei der Blutdruckeinstellung zukommt. Um zu verstehen, auf welche Weise sich die Blutgefäße erweitern können, muß das komplizierte System von Gefäßmuskelkontraktion und -relaxation synoptisch gegenübergestellt werden (s. Abb. S. 42, 43). Zu den relaxationsfördernden Faktoren gehören Acetylcholin, das ADP/ATP-System, Hypoxie, Scherkräfte u. a. Sie veranlassen die Endothelzellen zur Freisetzung der lokalen Mediatoren EDRF. Diese Faktoren diffundieren durch die Basalmembran und die subendotheliale Bindegewebsschicht in die Muscularis, und sie bewirken eine Entspannung der glatten Gefäßmuskulatur. In den glatten Muskelzellen wird durch EDRF die lösliche Guanylatcyclase aktiviert und es entsteht aus GTP cGMP. Die Erhöhung des intrazellulären cGMP-Gehaltes führt über verschiedene, noch nicht endgültig definierte Mechanismen zur Relaxation. Zum Komplex EDRF gehört auch das sehr einfache Molekül Stickoxid (NO). Hier findet sich die mehr als 100 Jahre alte Erfahrung mit Nitroglyzerin glänzend bestätigt. Ein weiterer Wirkstoff, das Nitroprussidnatrium, und andere Nitroverbindungen können auch NO bilden. So wird EDRF sozusagen pharmakologisch nachgeahmt.

EDRF ist eine relativ instabile Verbindung mit kurzer Halbwertszeit, die aber durch Superoxiddismutase verlängert werden kann. EDRF kann vollständig durch freies Hämoglobin sowie teilweise durch Methämoglobin inhibiert werden. Diesen Mechanismus erklärt man sich durch die Fähigkeit von Hb und Met-Hb, NO irreversibel zu binden. In jüngster Zeit wurde L-Arginin als EDRF-Vorläufersubstanz erkannt.

Eine andere Gruppe der von Endothelzellen gebildeten Faktoren sind die endothelium-derived constriction factors (EDCF) mit der Endothelin-Familie. Sie sind sozusagen die Gegenspieler der EDRF. Endothelin 1 (ET1) ist von allen bisher bekannten gefäßverengenden Substanzen das mit der stärksten Wirkung, also auch erheblich stärker als Endothelin 2 und 3. ET1 entsteht durch enzymatische Abspaltung (endothelin converting enzyme) aus seiner Vorstufe, dem sog. „big endothelin". Die vasokonstriktorische Wirkung von ET1 ist etwa 140mal höher als die des „big endothelin". ET1 löst u. a. auch Konstriktion der Bronchien sowie der intestinalen und uterinen glatten Muskulatur aus. Zu den kardialen Wirkungen gehören positive inotrope und chronotrope Effekte sowie die Freisetzung der atrialen natriuretischen Peptide (ANF). Mit Endothelin in Struktur und Wirkung verwandte Peptide sind die Sarafotoxine aus dem Gift der israelischen Schlangenart Atractapis engadensis (Abb. S. 43 oben).

Gefäß- und damit auch Endotheldehnung, Scherkräfte, Epinephrin, TGFβ (transforming growth factor β), Thrombin (konzentrationsabhängig) und Phorbolester sowie ein Calcium-Ionophorprotein induzieren die Bildung von ET bzw. anderen, noch nicht charakterisierten EDCF. Diese vom Endothel freigesetzten Faktoren öffnen Calciumkanäle in der Muskelzellmembran und über Inositoltriphosphat (IP_3) und Diacylglycerol (DAG) wird eine Proteinkinase aktiviert, die das Myosin phosphoryliert und so mit Calcium zur Kontraktion führt.

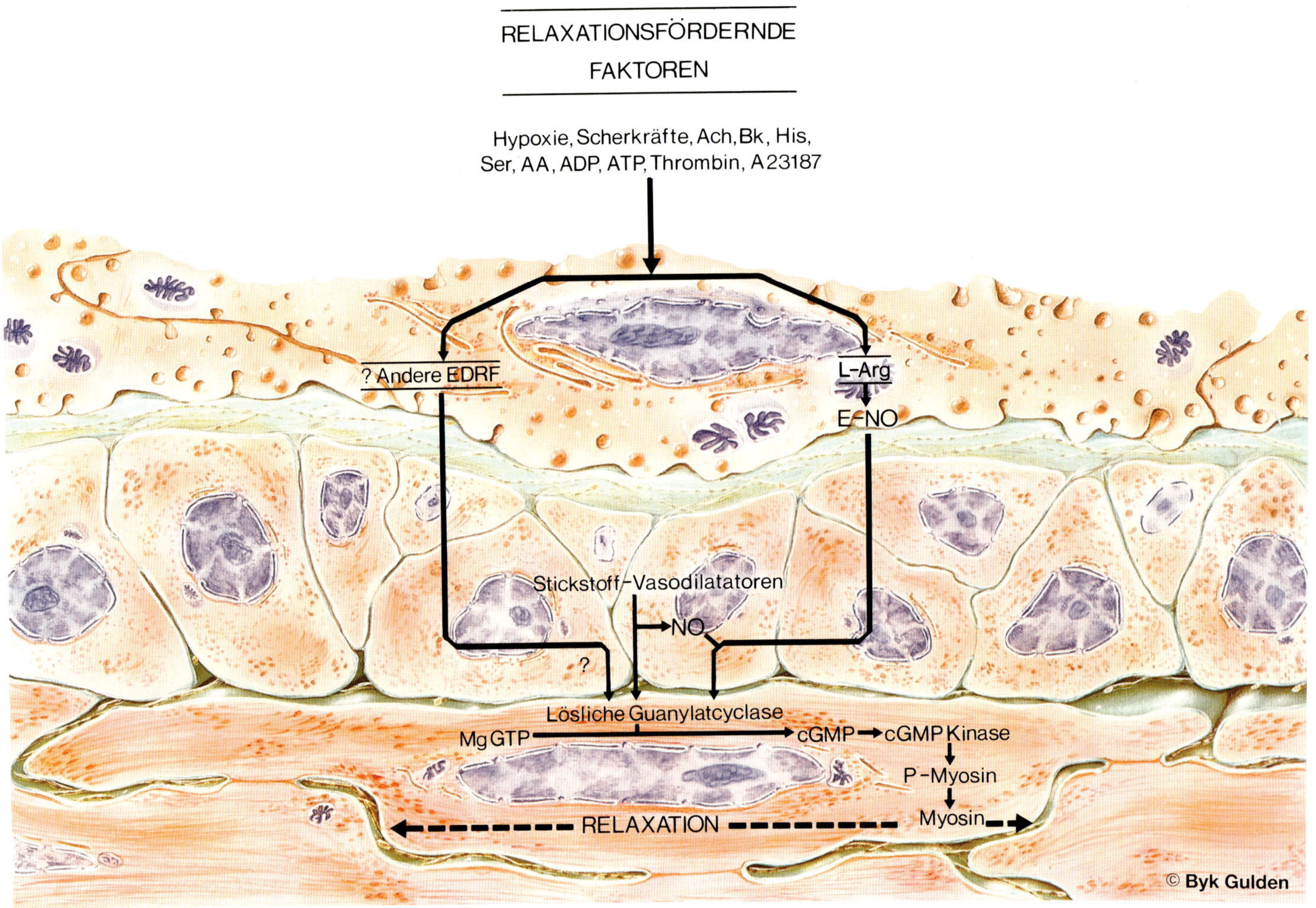

Hypothetische Modelle der Endothel-abhängigen Relaxation und Kontraktion glatter Gefäßmuskelzellen.
Links: Von einigen relaxationsfördernden Faktoren wie Hypoxie, erhöhte Scherkraft, Acetylcholin (ACh), Bradykinin (Bk), Histamin (His), Serotonin (Ser), ADP, ATP, Arachidonsäure (AA), Thrombin u.a. wird angenommen, daß sie die Bildung von endothelium-derived relaxing factors (EDRF) im Endothel auslösen. Zu den EDRF gehört das endotheliale Stickoxid (E-NO), das die Endothelzellen aus der Aminosäure L-Arginin (L-Arg) bilden. Diese endotheliale NO-Verbindung und andere EDRF stimulieren die lösliche Guanylatcyclase in den glatten Gefäßmuskelzellen, so daß MgGTP in cGMP umgewandelt wird. Die Erhöhung des intrazellulären cGMP-Gehaltes führt über verschiedene, noch nicht endgültig definierte Mechanismen zur Relaxation.
Den EDRF stehen als Gegenspieler die sog. endothelium-derived constriction factors (EDCF) gegenüber. Zu ihnen gehören haupt-

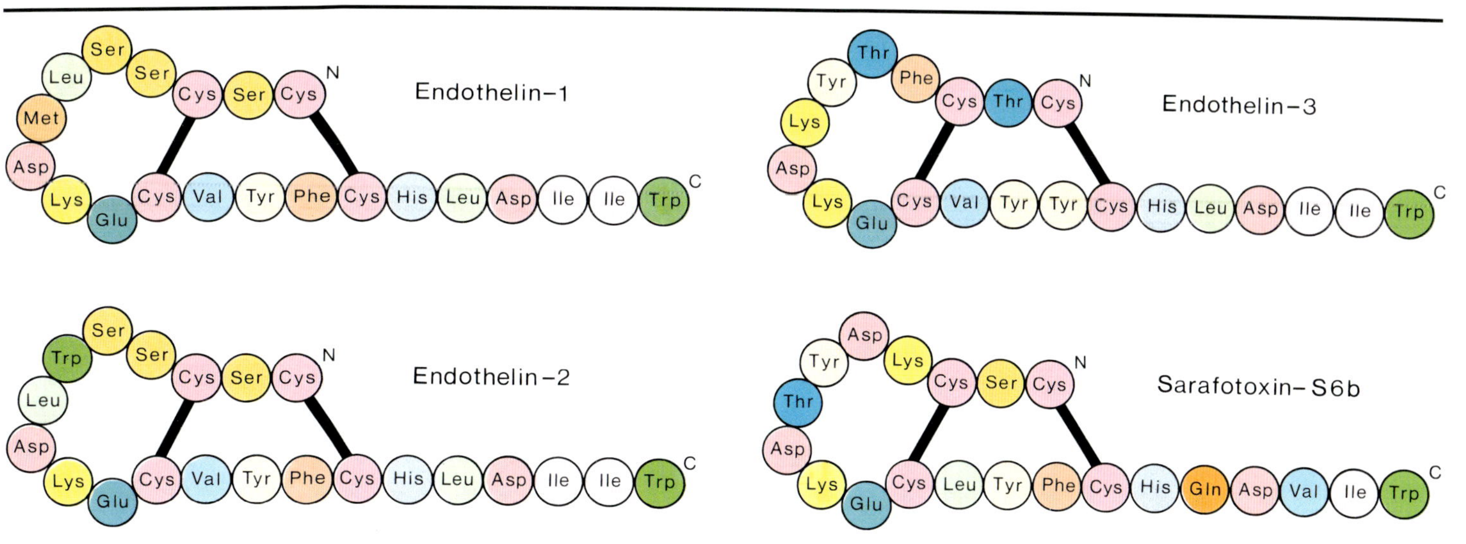

KONTRAKTIONSFÖRDERNDE FAKTOREN

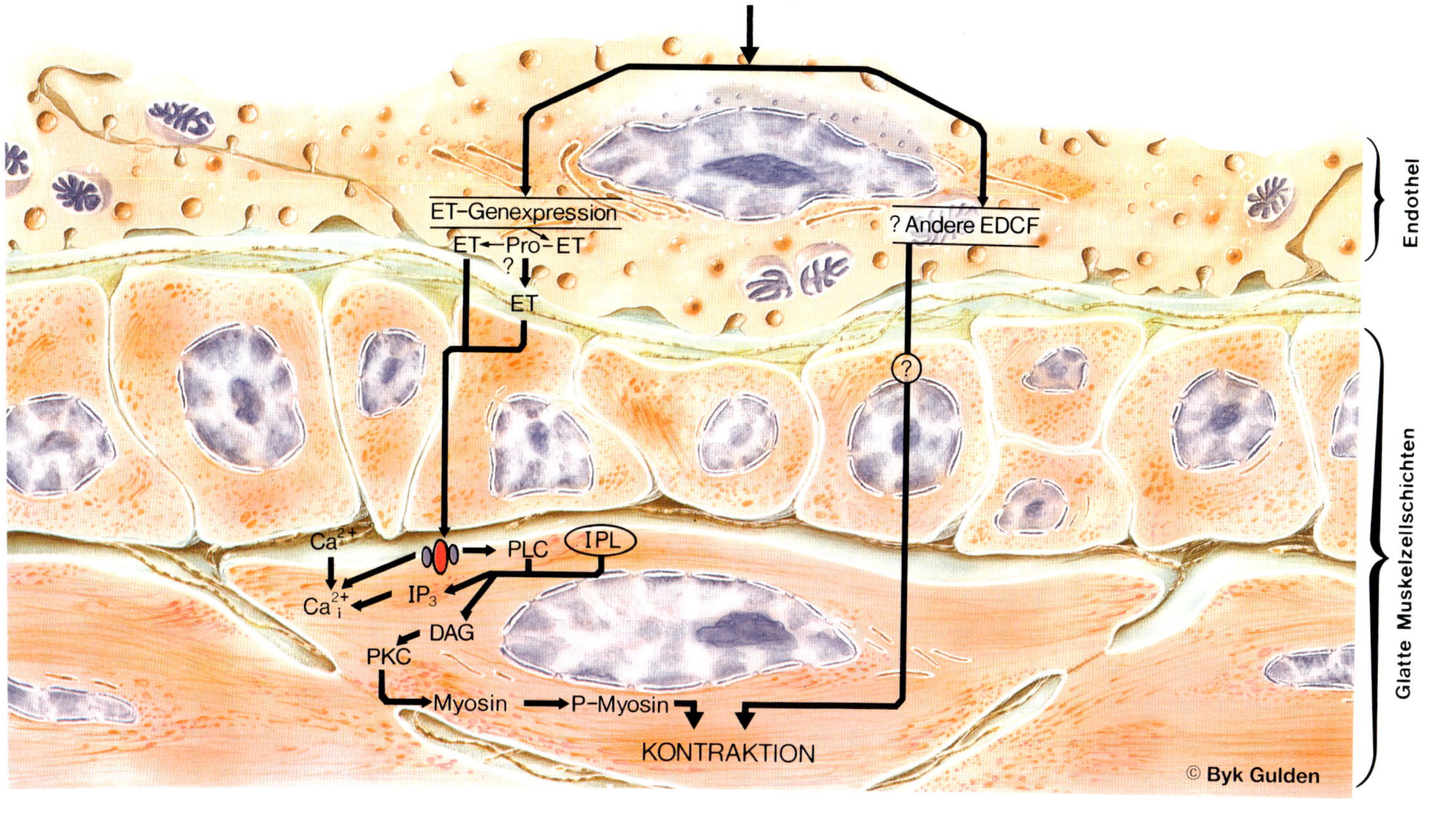

sächlich die Endotheline (ET) und möglicherweise andere, noch nicht näher charakterisierte EDCF. Ihre Bildung wird durch Faktoren wie Gefäßdehnung, Scherkräfte, Thrombin, transforming growth factor (TGF) β, das Ionophor A 23187, Epinephrin (Epi) und Phorbolester (TPA) ausgelöst. ET bindet sich an Oberflächenrezeptoren der glatten Muskelzelle und öffnet die transmembranären Kanäle für extrazelluläres Calcium. Gleichzeitig wird eine Phospholipase C (PLC) aktiviert, die aus Membranlipiden (IPL) Inositoltriphospat (IP_3) und Diacylglycerol (DAG) freisetzt. IP_3 fördert die Calciumfreisetzung aus intrazellulären Speichern und DAG aktiviert die Proteinkinase C (PKC), die Myosin phosphoryliert. Dieses kann nun gemeinsam mit Calcium die Kontraktion der glatten Muskelzelle bewirken. Oben sind die Aminosäuresequenzen verschiedener Endotheline und des strukturähnlichen Schlangengifts Sarafotoxin-S6b dargestellt. Die einzelnen Aminosäuren sind durch unterschiedliche Farben gekennzeichnet.

Barorezeptorenreflex

Der Baro- oder Pressorezeptorenreflex wird durch Änderung der Wandspannung der großen Gefäße in Abhängigkeit von der Größe des transmuralen Druckes ausgelöst. Funktionell wichtige Areale dieser Dehnungsrezeptoren liegen im Aortenbogen und im Carotissinus. Eine Erhöhung der Wandspannung z.B. im Anfangsteil der Aorta wird von den pressorezeptorischen Fasern innerhalb des Vagus der bulbären Formatio reticularis zugeleitet, und dadurch wird ein kompensatorisch-depressorischer, d.h. blutdrucksenkender Effekt ausgelöst. Die funktionell-anatomischen Zusammenhänge wurden bereits in Band 1, S. 42/43 beschrieben.

Die reflektorischen Reaktionen bei veränderter Erregung der Pressorezeptoren im Carotissinus sind in der Abb. S. 45 synoptisch dargestellt. Im untenstehenden Schema der Blutdruckregulation sind hemmende und stimulierende Wirkungen angedeutet. Bei steigendem Blutdruck kommt es

Schema der Blutdruckregulation durch arterielle Pressorezeptoren; fördernde Effekte (+), hemmende Effekte (−).

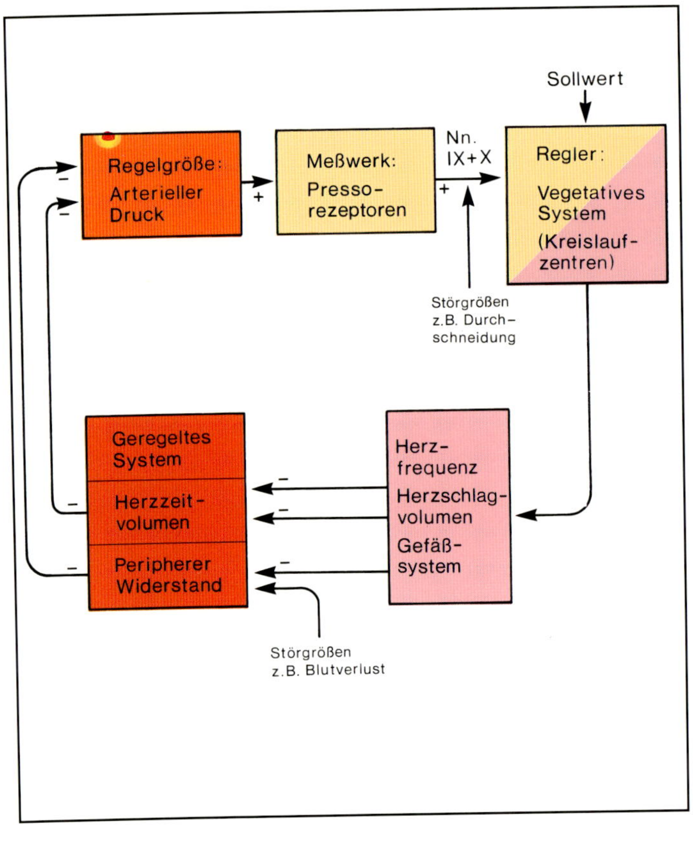

Ausgußpräparat des Glomus caroticum (Sitz der Pressorezeptoren in der Carotisgabel).

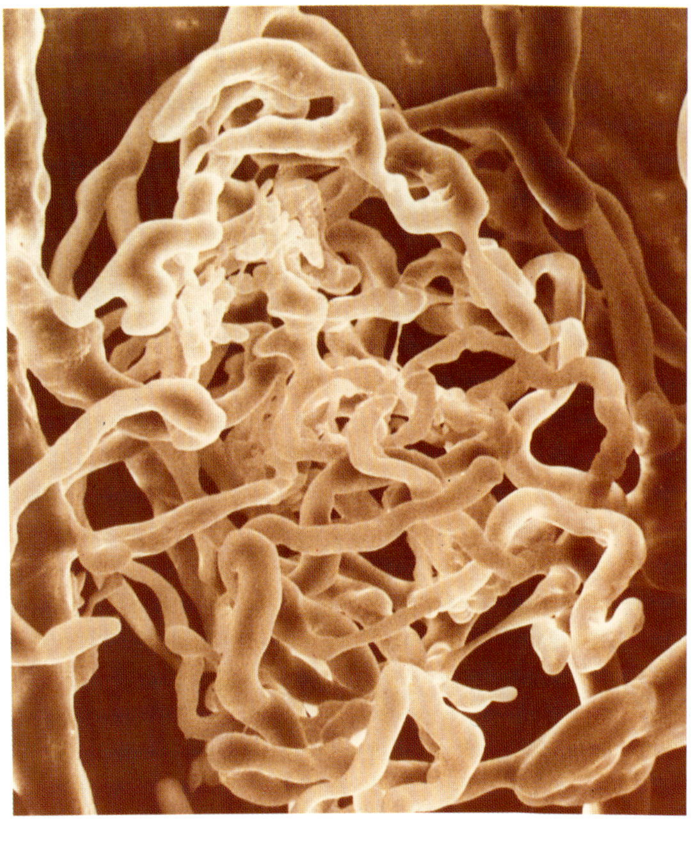

zu einer Erregung der Pressorezeptoren, die an pontomedulläre Zellgruppen weitergeleitet wird. Möglicherweise wirken auch benachbarte Adrenalin-synthetisierende Zellgruppen sowie peptiderge Mechanismen (Substanz P, Enkephaline, Angiotensin u.a.) an einer Modulation der zentralen Schaltstellen des Barorezeptorenreflexes im Nucleus tractus solitarii mit. Die Stimulierung dieser Kerngebiete führt zur Hemmung von bulbären sympathischen Kreislaufzentren bzw. zu einer Stimulierung von Vaguskernen. So kommt es zu einer Verminderung des peripheren Sympathikotonus und sekundär zu einer Hemmung der Noradrenalinfreisetzung aus peripheren sympathischen Nervenendigungen und dadurch zur Senkung des peripheren Gefäßwiderstandes. Der Vagotonus dagegen mit einer erhöhten Acetylcholinfreisetzung führt zur Senkung der Herzfrequenz. Beide Effekte senken den Blutdruck.

Reflektorische Mechanismen bei Erregung von Pressorezeptoren im Carotissinus.

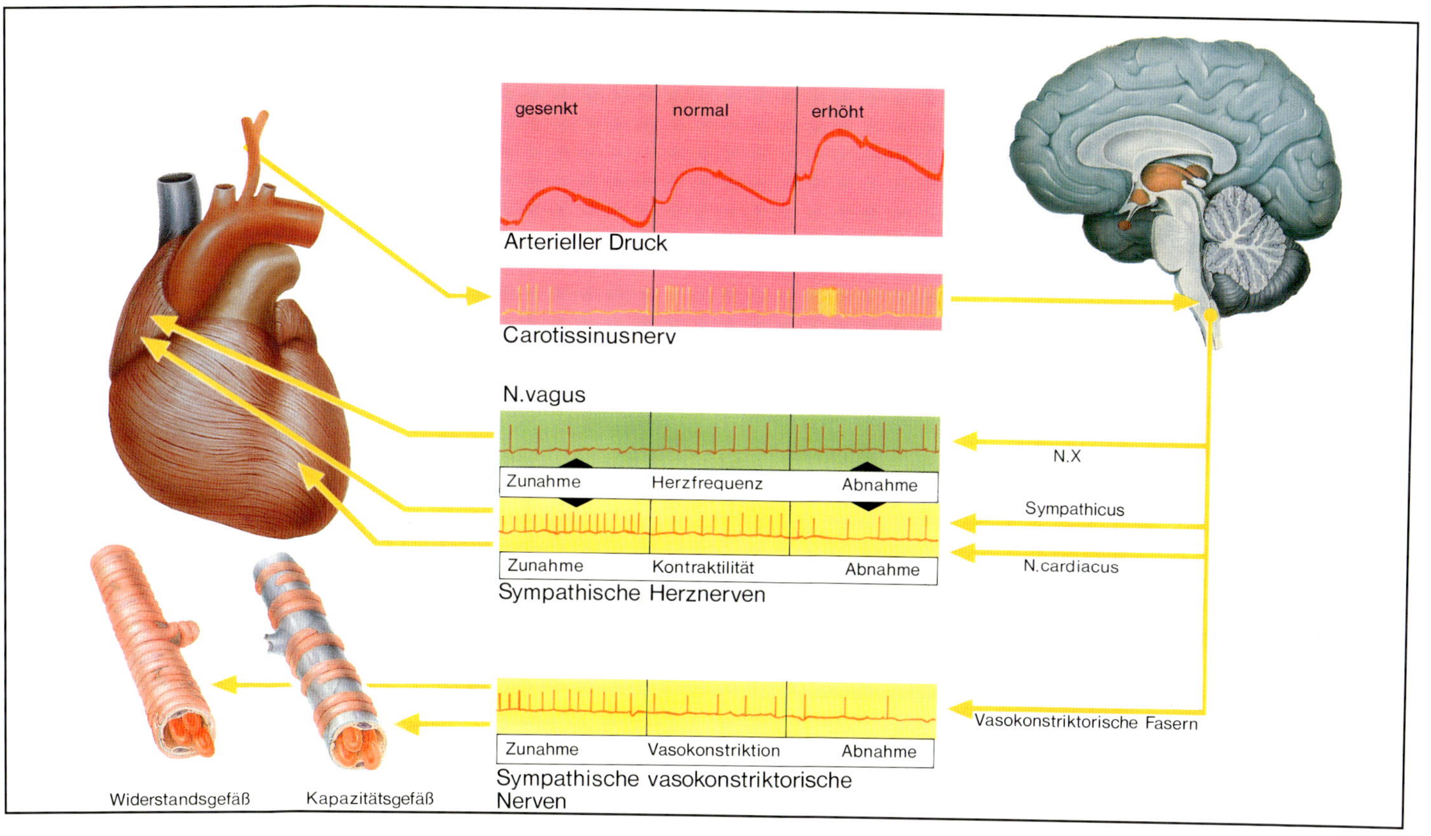

Diuretika als Pharmaka mit antihypertensiver Wirkung

Diuretika waren die erste zur antihypertensiven Therapie verfügbare Substanzklasse, die heute noch in Gebrauch ist. Der Mechanismus, vermittels dessen Diuretika den Blutdruck senken, ist erstaunlicherweise noch nicht vollständig aufgeklärt. Zwar führen Diuretika initial zu einer vermehrten Natriurese und damit zur Verminderung des Volumenbestandes. Reaktiv kommt es infolgedessen zu einer Aktivierung des Renin-Angiotensin-Systems und des Sympathikus, damit zu einem Anstieg des peripheren Gefäßwiderstandes.
Langfristig, im steady state, ist jedoch eine Hypovolämie nicht mehr konstant nachweisbar, und der periphere Gefäßwiderstand kehrt in Richtung Normalwerte zurück.
Nachdem der antihypertensive Effekt nicht an die Auslösung einer ausgeprägten Hypovolämie gebunden ist, überrascht es nicht, daß für die antihypertensive Wirkung der Diuretika wesentlich geringere Dosen ausreichen, als sie in der Vergangenheit gegeben wurden. So können z.B. mit 12,5 mg Hydrochlorothiazid bereits 75% der vollen antihypertensiven Wirkung erreicht werden; Dosiserhöhung führt nur zu einer geringen Verstärkung der Wirkung, jedoch zu einer erheblichen Zunahme der Nebenwirkungen. Mit anderen Worten: Die Dosis-Wirkungskurve der Diuretika verläuft außerordentlich flach, weshalb durchweg nur niedere Dosen verwandt und bei unbefriedigender Wirkung mit Antihypertensiva anderer Klassen kombiniert werden sollte.

Offensichtlich ist ein für die antihypertensive Wirkung entscheidendes Moment die fortlaufende Unterhaltung einer geringen diuretischen Wir-

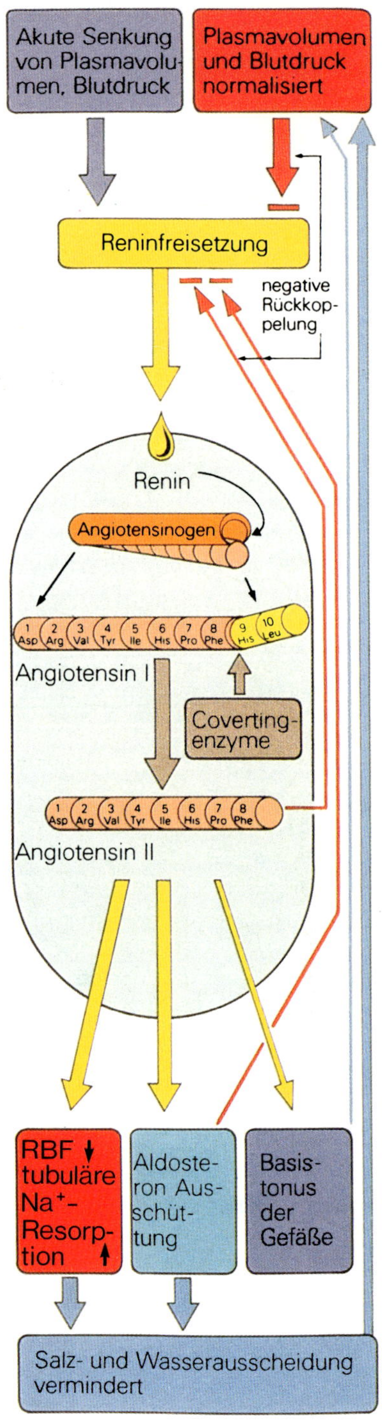

kung. Wahrscheinlich sind deshalb Präparate mit langer Wirkzeit, wie Thiazide und deren Derivate, anderen diuretischen Substanzklassen in der antihypertensiven Wirksamkeit überlegen.
Diuretika führen als Nebenwirkung u. a. zur Hypo-

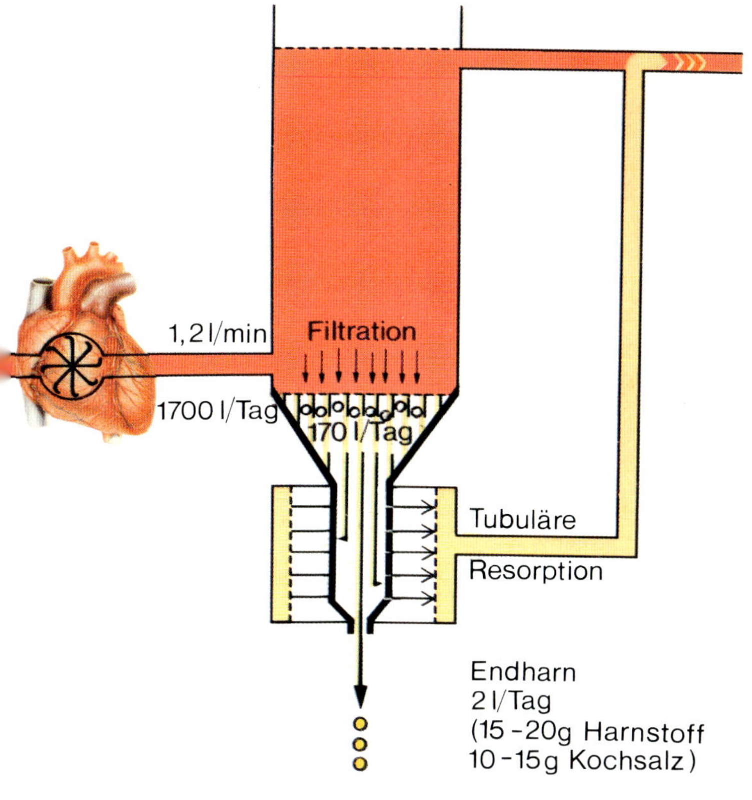

Zur Ausscheidung von täglich nur 2 l Urin mit 15–20 g Harnstoff und 10–15 g Kochsalz müssen 170 l Primärharn filtriert werden. Die Hauptzonen der Rückresorption liegen im proximalen und distalen Tubulus des Nephrons.

◀ Stark schematisierte Übersicht des Rückkopplungsmechanismus zur Regulation des Blutdrucks über das Renin-Angiotensin-Aldosteron-System.

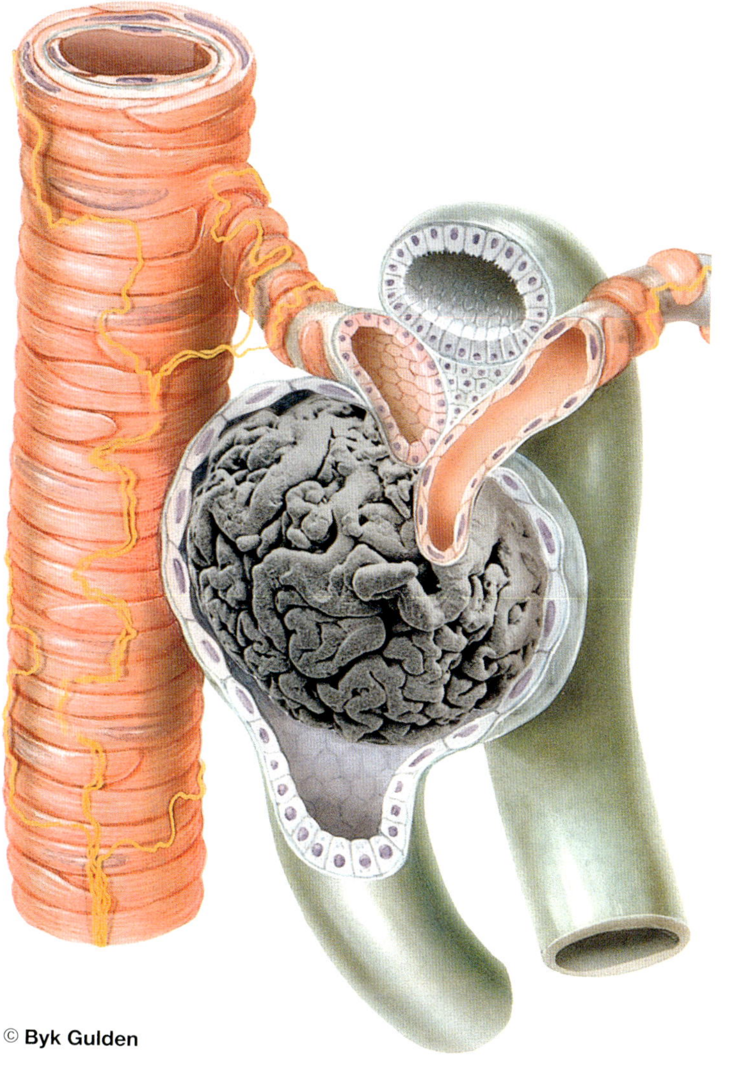

Dreidimensionale Darstellung des juxtaglomerulären Apparates und seine Lage innerhalb des Nephrons. Er besteht aus differenzierten Zellen des distalen Tubulus (Macula densa), extraglomerulären Zellen und den epitheloiden Zellen der afferenten Arteriole (Polkissen). Letzteres besteht aus Zellen, die die Eigenschaft von glatten Muskelzellen besitzen und Granula mit Renin bzw. seiner Vorstufe Prorenin enthalten.

kaliämie (Kaplan, Neim). Die Hypokaliämie begrenzt, wie neuere Untersuchungen zeigen, den antihypertensiven Effekt; Ausgleich der Hypokaliämie erhöht die antihypertensive Wirksamkeit. Dies ist einer der Gründe, weshalb Kombinationspräparate von kaliumsparenden Diuretika und klassischen Thiaziden meist bevorzugt werden.

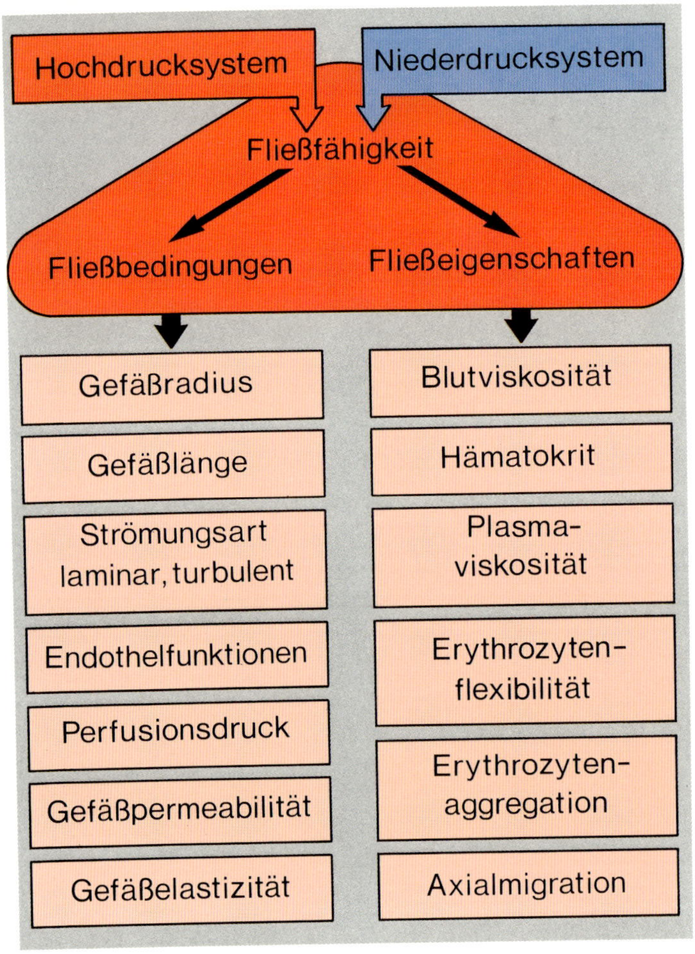

Welche Bedeutung hämodynamische und rheologische Aspekte für das Fließverhalten des Blutes haben, ist aus der obenstehenden Synopsis erkennbar. Die Zusammenhänge zwischen Fließbedingungen und Fließeigenschaften müssen auch bei der antihypertensiven Therapie berücksichtigt werden. Da die Diuretika in hoher Dosierung in die Fließeigenschaften des Blutes eingreifen, sollten sie nur in geringer Dosierung angewendet werden. Denn die Blut- und Plasmaviskosität wird bei hoch dosierten Diuretika erheblich erhöht und die Fließfähigkeit des Blutes dadurch vermindert.

Eine weitere Nebenwirkung ist der Anstieg der Serum-Harnsäure unter Diuretika-Therapie, der sich klinisch in einer größeren Häufigkeit der Gicht äußert.

Die gegenwärtig am intensivsten diskutierten Nebenwirkungen der Diuretika betreffen Langzeitwirkungen auf Glucosetoleranz und Lipidstoffwechsel. Unter allen Diuretika kommt es zu einer Verschlechterung der Glucosetoleranz, die teilweise auf die Hypokaliämie zurückzuführen ist (und deshalb bei kaliumsparenden Diuretika weniger intensiv auftritt); ein Teil der Glucosetoleranzverschlechterung ist jedoch auf substanzeigene Effekte, unabhängig vom Elektrolytstatus, zurückzuführen. Bei Patienten mit der Anlage zum Typ II Diabetes kann nach Therapiebeginn mit Thiaziden ein klinisch manifester Diabetes mellitus demaskiert werden; desgleichen kann bei Diabetikern die Tendenz zur Ausprägung eines hyperosmolaren hyperglykämischen Komas begünstigt werden. Inwieweit die nach jahrelangem Diuretikagebrauch meist zu beobachtende Verschlechterung der Glucosetoleranz langfristig das koronare Risiko erhöht, ist gegenwärtig unklar, ebenso wie die Beurteilung des koronaren Risikos der Hyperlipoproteinämie unter Diuretika. Zumindest bei Patienten, bei denen die Beachtung metabolischer Langzeitrisiken besonderes Gewicht hat, wie z.B. Diabetiker, stellen heute Diuretika nicht mehr die Antihypertensiva der ersten Wahl dar.

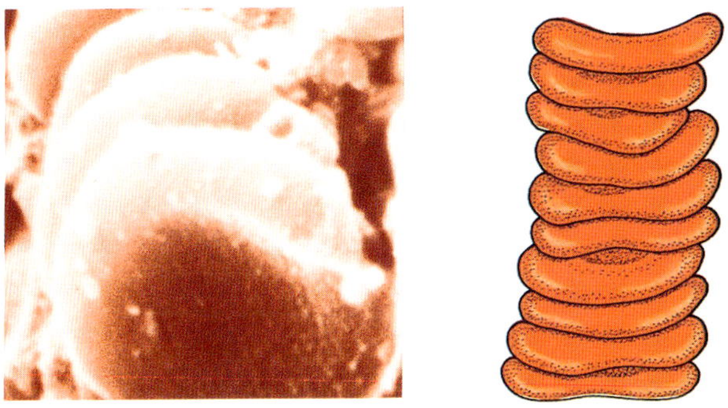

physiologisch

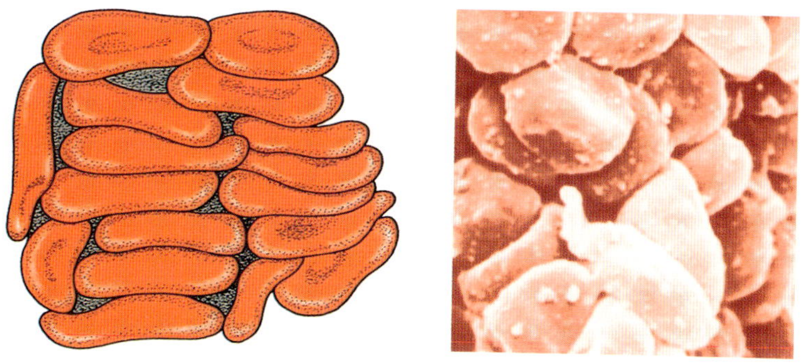

pathologisch

Die Erythrozytenaggregation ist durch fließende Übergänge vom noch physiologischen zum schon pathologischen Bereich gekennzeichnet. Eine einfache Stase mit Bildung von Geldrollenstrukturen führt bereits zur ausgeprägten Einschränkung der Fließfähigkeit des Blutes. Durch Steigerung der Strömungskräfte können solche Aggregate wieder aufgerissen werden, wodurch die Erythrozyten ihre Fluidität wieder zurückgewinnen können. Hinter Stenosen fehlen häufig die notwendigen Schubspannungen, so daß der Effekt der Stenose durch die Strukturviskosität (dreidimensionale Vernetzung von agglomerierten Erythrozyten) verstärkt wird.

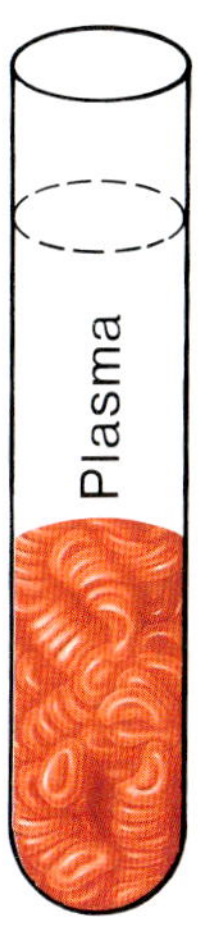

H-krit 43%

Blutvolumen
=
Plasmavolumen
+
Erythrozytenvolumen
sind normal

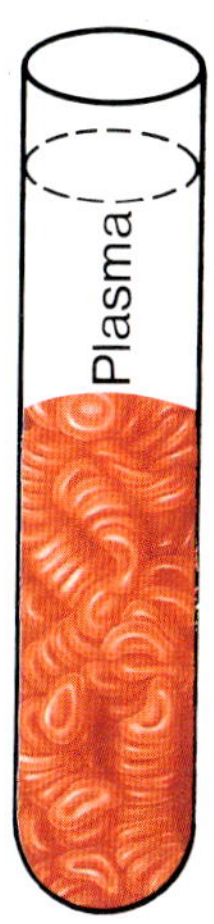

H-krit 55%

Plasmavolumen
reduziert

Erythrozytenvolumen
erhöht
=Polyglobulie

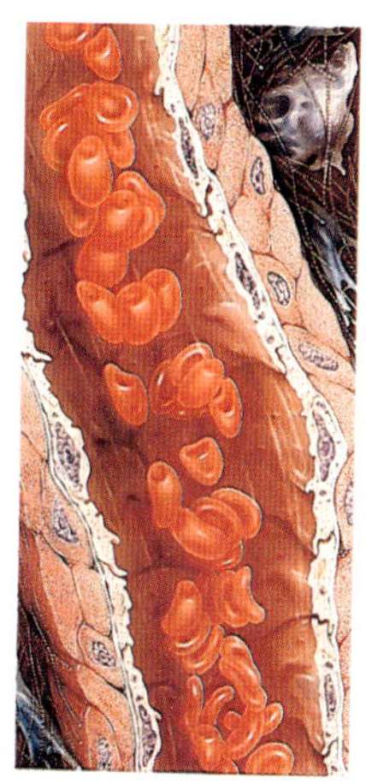

physiologisch

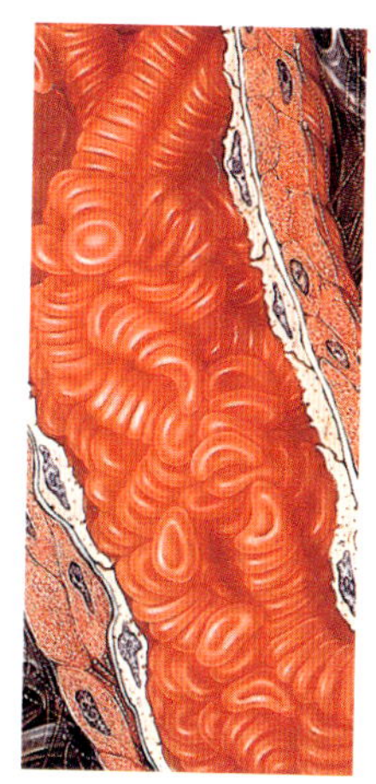

Polyglobulie

Den im linken Bildabschnitt dargestellten Hämatokritwerten sind rechts die entsprechenden Fließbedingungen im Gefäß gegenübergestellt.

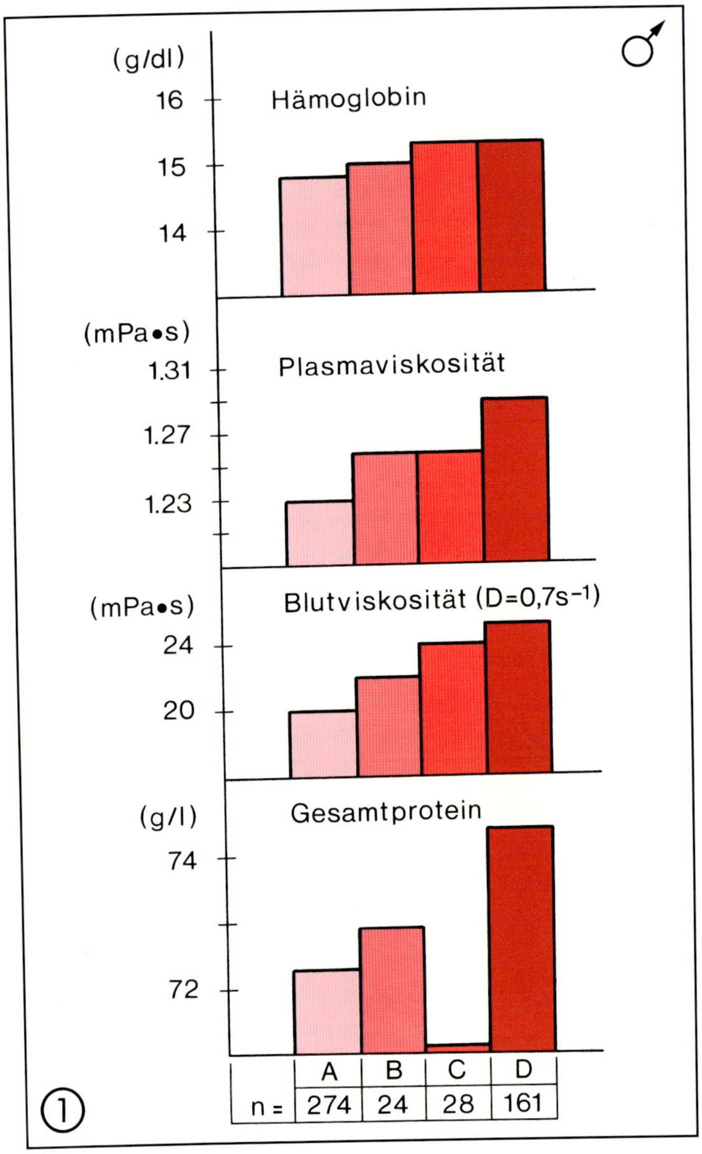

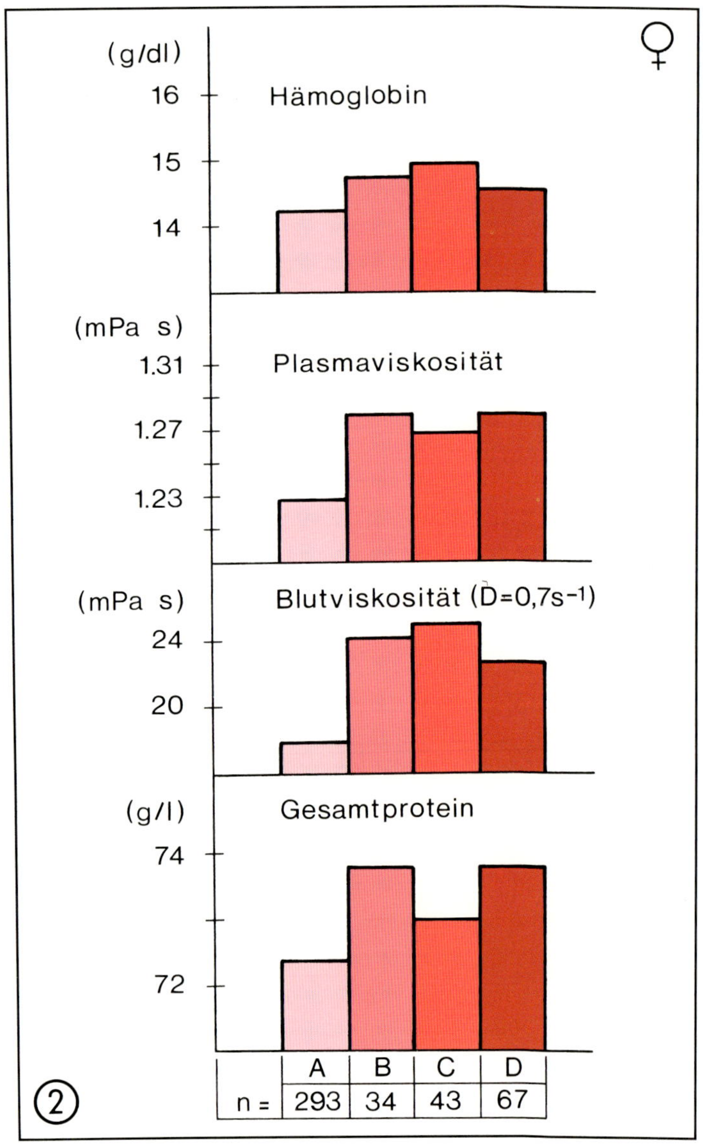

Im Rahmen des MONICA-Projekts Augsburg wurden bei ca. 4000, nach dem Zufälligkeitsprinzip ausgewählten Personen im Alter von 25–64 Jahren klinische Untersuchungen durchgeführt, bei denen man u. a. Plasmaviskosität, Blutviskosität sowie die Serumkonzentration von Gesamtprotein und Hämoglobin untersucht hat. Bei insgesamt 161 Männern und 67 Frauen wurde eine unbehandelte Hypertonie festgestellt. Blutviskositätsverändernde Begleiterkrankungen wie Diabetes, Asthma, aber auch eine rheologisch aktive Therapie stellten Ausschlußkriterien für diese Studie dar.

Abb. 1 zeigt die Befunde bei männlichen Probanden: A normotensive Gesunde, B normotensiv eingestellte Hypertoniker, C behandelte Hypertoniker mit noch hypertonem Blutdruck, D unbehandelte Hypertoniker (n: Stichprobenumfang).

Abb. 2 zeigt die entsprechenden Variablen bei weiblichen Probanden. Insgesamt weisen die Ergebnisse auf die Existenz hämorheologischer Veränderungen bei essentieller Hypertonie hin.

Das sympathische Nervensystem

Das sympathische Nervensystem spielt nicht nur eine zentrale Rolle bei der Aufrechterhaltung des arteriellen Blutdrucks, sondern auch bei der Entstehung einer Hypertonie. Pharmakologische Substanzen, die in der Lage sind, die sympathische Nervenaktivität oder die Wirkungen des Überträgerstoffes Noradrenalin zu mindern, sind wichtige Therapeutika für eine antihypertensive Behandlung. Über den funktionellen Zusammenhang der Vasomotorik mit dem sympathischen Nervensystem wurde bereits in Band 1, S. 34 ff berichtet. Hierbei haben Rezeptorsysteme für Adrenalin und Noradrenalin eine Vermittlerfunktion, über die eine Modulation des Tonus der glatten Gefäßmuskulatur gesteuert wird. Für die Katecholamine Adrenalin und Noradrenalin gibt es unterschiedliche Rezeptorsysteme, die α- und β-Rezeptoren, die sich wiederum entsprechend ihrem Wirkprofil in α_1- und α_2- bzw. β_1- und β_2-Rezeptoren einteilen lassen. Durch die verschiedenen Rezeptortypen kann die zum Teil hohe Spezifität der Katecholamine für einzelne funktionelle Systeme erklärt werden. Die Existenz unterschiedlicher Rezeptortypen ist pharmakologisch von wesentlicher Bedeutung, da eine große Zahl von Arzneimitteln Rezeptor-blockierende Substanzen sind. Klinisch bedeutsam ist, daß solche Pharmaka bei Herz-Kreislauferkrankungen und Durchblutungsstörungen angewendet werden können.

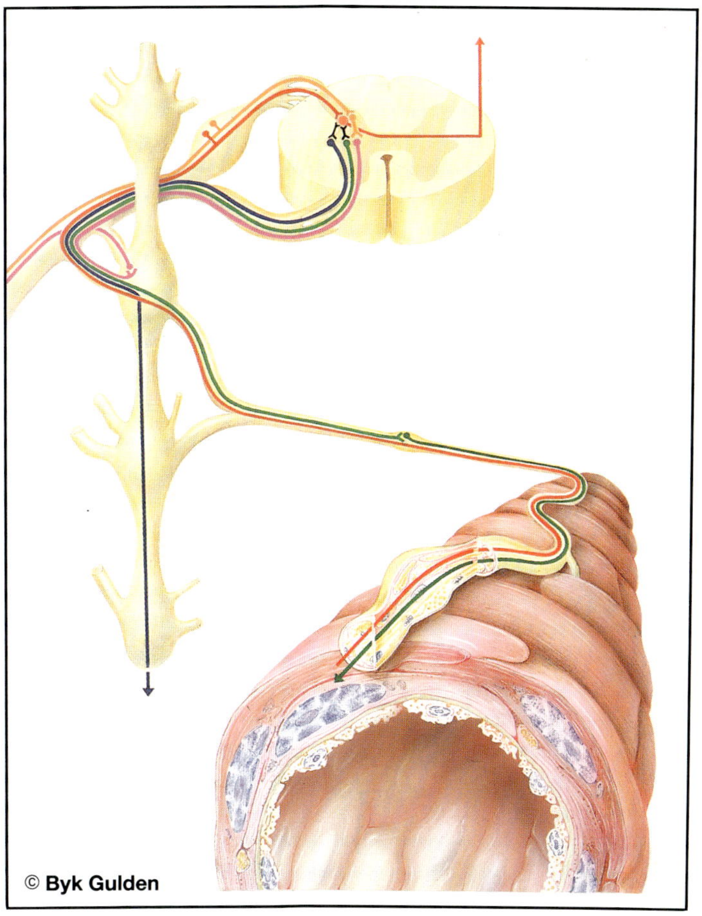

Schematische Darstellung eines vegetativen Reflexbogens. Die von den Gefäßen ausgehenden Afferenzen sind auf segmentaler Ebene mit präganglionären sympathischen Neuronen synaptisch verschaltet. Die efferenten Impulse bewirken am Gefäß über α_1-Rezeptoren eine Kontraktion der glatten Muskulatur.

Rezeptoren – Informationsübertragung von Zelle zu Zelle

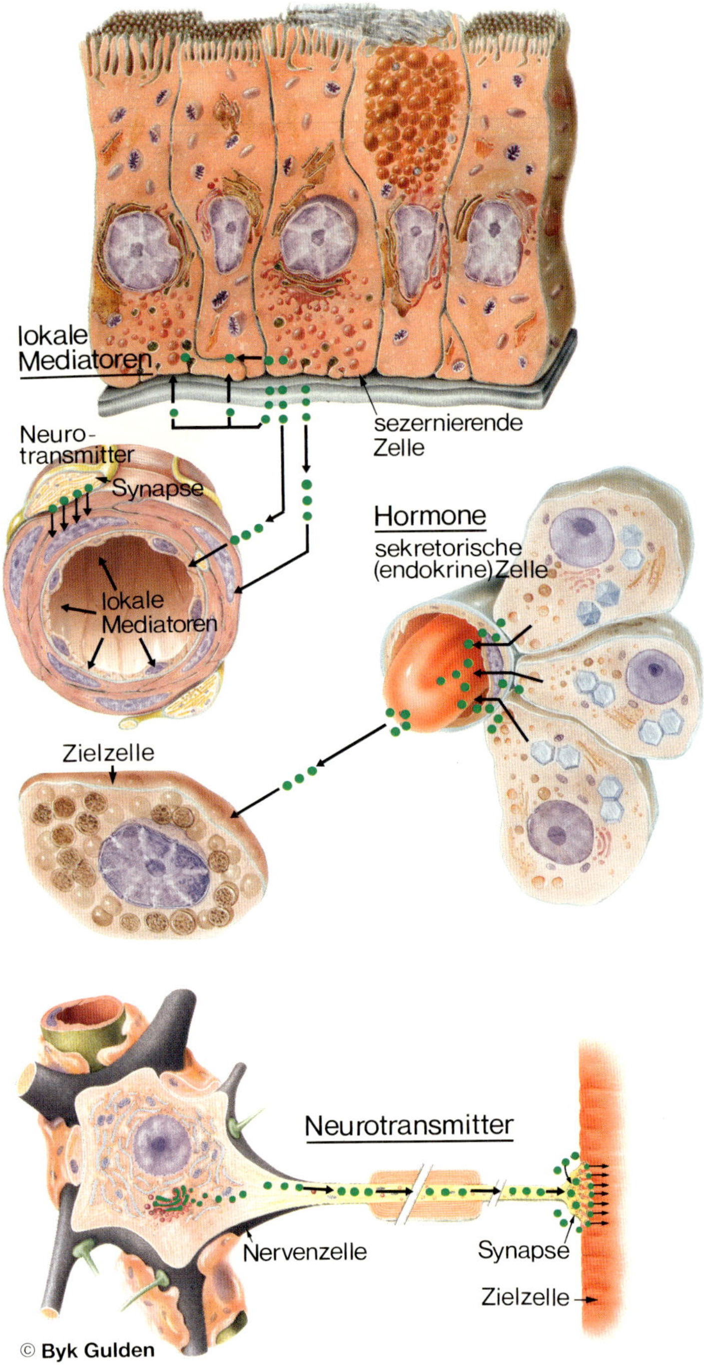

Für die chemische Kommunikation der Zellen untereinander verfügt der Organismus über drei verschiedene Möglichkeiten. Zahlreiche Zellen sezernieren einen oder mehrere Signalstoffe, die sozusagen als lokale Mediatoren effektiv sind. Sie werden schnell von anderen Zellen aufgenommen. So können sie in unmittelbarer Umgebung wirken.
Mediatoren können auch über den Blutweg an Zielzellen gelangen. Spezialisierte endokrine Zellen z.B. sezernieren Hormone, die über den Blutstrom zu weit entfernt im Körper gelegenen Zielgeweben gelangen und dort ihre Wirkung entfalten können. Nervenzellen dagegen bilden spezielle Strukturen aus (chemische Synapsen), über die sie die Effektorzellen beeinflussen können, indem sie kurz wirkende chemische Mediatoren, die Neurotransmitter, sezernieren.

Die Therapie der Hypertonie wird durch die Kenntnis über Struktur und Funktion von Rezeptoren sowie den pharmakologischen Einfluß von Rezeptorantagonisten verständlich.
Die Zellen unseres Organismus haben für die chemische Nachrichtenübermittlung drei unterschiedliche Strategien entwickelt, nämlich über lokale Mediatoren, über Neurotransmitter und über Hormone. Die nebenst. Abbildung zeigt diese drei Möglichkeiten. Die Fähigkeit einer Zelle, besondere extrazelluläre Signalmoleküle zu erkennen und zu beantworten, ist auf das Vorhandensein spezifischer Proteinstrukturen, der Rezeptoren, zurückzuführen, denn diese müssen die Signal- bzw. Effektormoleküle binden können. Dabei muß der haftende Anteil des Effektormoleküls in den Rezeptor passen wie ein Schlüssel in das Schloß. Dadurch ergibt sich die hohe Spezifität des jeweiligen Effektor-Rezeptor-Komplexes. So sind heute für die meisten Peptidhormone und für die Transmitter Adrenalin, Noradrenalin, Acetylcholin spezifische Membranrezeptoren nachgewiesen worden. Für solche Rezeptoren ist neben einer hohen Spezifität für die jeweiligen Überträgerstoffe auch eine hohe Bindungsstärke notwendig. Die Bindung des Signalmoleküls muß jedoch entweder reversibel sein oder die Stoffe müssen in der Rezeptorbindung abgebaut oder auf andere Weise neutralisiert werden können.
Die Existenz vieler Rezeptoren auf der Zelloberfläche, die teils gleiche, teils unterschiedliche Spezifität besitzen, garantiert, daß die Zelle, z.B. die glatte Muskelzelle der Gefäßwand, auf zahlreiche Signale antworten kann.
Eine Gruppe von Rezeptoren ist gekoppelt mit Ionophorproteinen; das sind in die Zellmembran

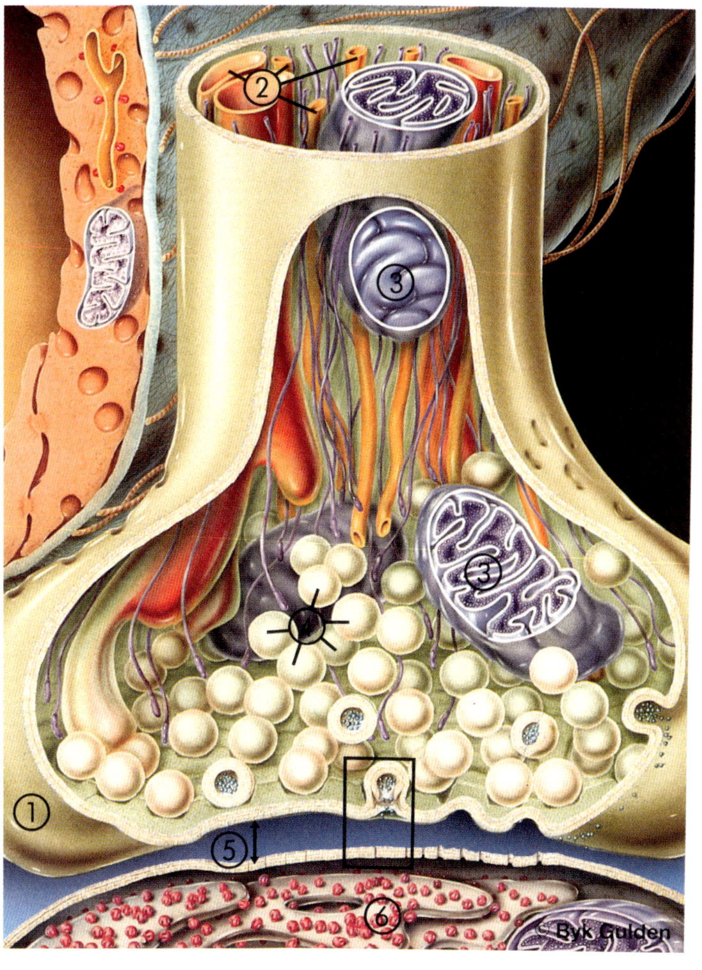

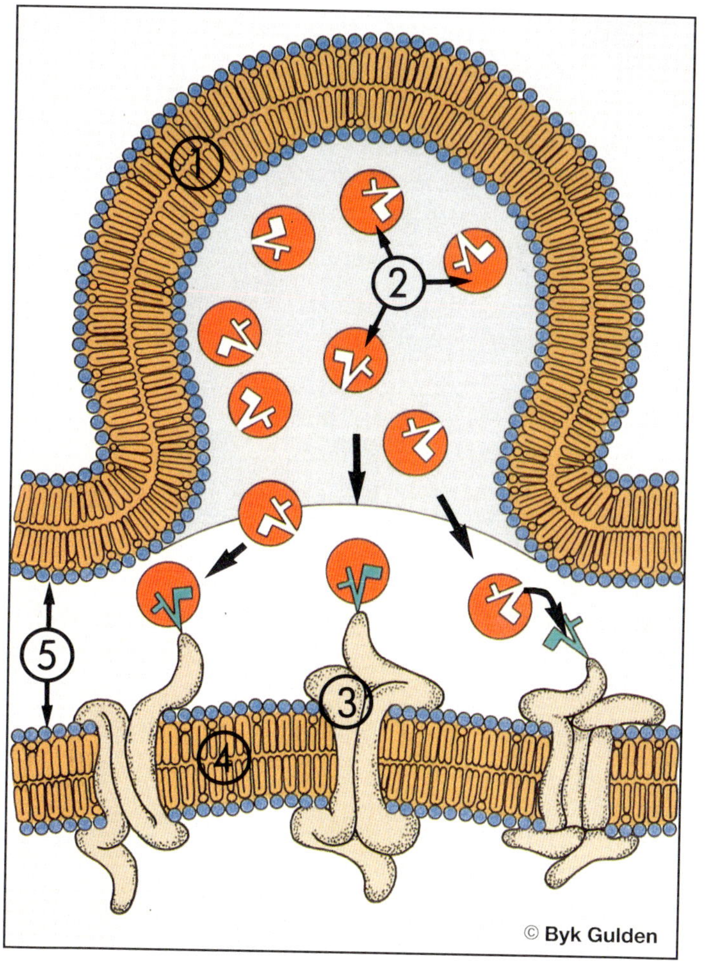

Charakteristisch für die funktionell-morphologischen Vorgänge an der Synapse sind die Bildung von Vesikeln, in denen Transmittersubstanzen gespeichert sind, sowie die postsynaptische Ausbildung spezieller Membranstrukturen, der Rezeptoren. Die Synapsen haben sozusagen Ventilfunktion. Sie lassen das Signal oder die Erregung nur in einer Richtung passieren. Ohne diese Ventilfunktion wäre eine gerichtete Informationsübertragung z. B. zwischen einer Nervenzelle und einer Effektorzelle nicht möglich.

① Nervenendigung (bouton)
② axonales tubuläres System
③ Mitochondrien
④ synaptische Vesikel
⑤ synaptischer Spalt
⑥ postsynaptische Zelle

Schematische Darstellung einer synaptischen Übertragung (Ausschnitt aus nebenst. Abb., schwarz umrahmte Fläche). Die aus dem Bläschen freigesetzten Neurotransmittermoleküle setzen sich auf ihre entsprechenden spezifischen Rezeptoren an der postsynaptischen Membran.

① Membran des synaptischen Vesikels
② Neurotransmitter
③ Rezeptor für den Neurotransmitter
④ Plasmamembran der Effektorzelle
⑤ synaptischer Spalt

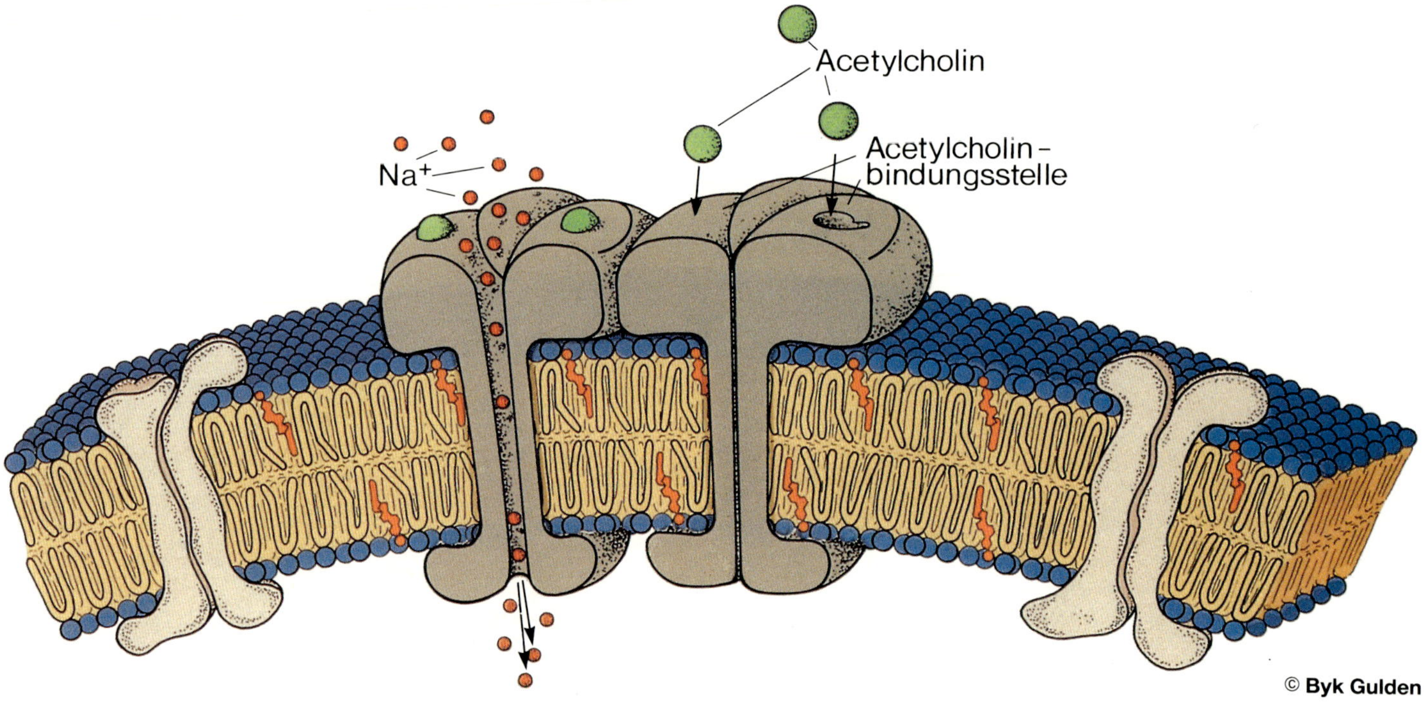

Schema eines Acetylcholinrezeptors. Zwei identische Proteinuntereinheiten mit je einer Acetylcholinbindungsstelle schließen sich mit anderen Untereinheiten um einen Zentralkanal zusammen. Der Zentralkanal bleibt geschlossen, solange die Bindungsstellen nicht besetzt sind (rechts). Wenn Acetylcholin auf dem Rezeptor gebunden wird, öffnet sich der Kanal, der nur für Na^+ durchlässig wird (links). Solche Verschlußmechanismen sind für die Ionenungleichgewichte und die Zellerregbarkeit von großer Bedeutung.

eingebaute Proteine mit einem Ionenkanal, der sich nach Besetzung des Rezeptors mit seinem Effektor öffnen kann, so daß durch ihn Ionen, z. B. Calcium oder Natrium, in Richtung des Ionengefälles hindurchtreten. Wird der Effektor vom Rezeptor abgetrennt, schließt sich der Ionenkanal wieder. In die Zelle einströmendes Calcium kann als zweiter Bote (second messenger) fungieren; dies geschieht neben anderen Zellen auch in der glatten Muskulatur der Gefäßwand. Diese Calciumionen aktivieren die Kontraktion des Aktin-Myosin-Komplexes, so daß es zur Gefäßmuskelkontraktion kommt.
Bei einer anderen Gruppe von Rezeptoren wird nach Besetzung mit ihren extrazellulären Effektoren die Synthese von intrazellulären Signalsubstanzen als „zweiten Boten“ ausgelöst. Hier werden z. B. cyclische Nucleotide gebildet, welche über das An- und Abschalten von Enzymaktivitäten in einem Zeitraum von Millisekunden bis zu vielen Minuten verschiedene Zellfunktionen auslösen.

Ein weiteres reaktionsvermittelndes Molekül nach Rezeptorbesetzung gehört zur Klasse der Inositolphospholipide. Dieser membranassoziierte Molekülkomplex, das Phosphatidylinositol-4,5-biphosphat (PIP_2), wird z. B. durch die Angiotensin-II-Rezeptorbindung in Inositoltriphosphat (IP_3) und Diacylglycerol (DAG) gespalten. Das IP_3 setzt nun Calcium aus den intrazellulären Depots, den Calcisomen, in das Cytosol frei. Dadurch kommt es aber nur zu einem kurzzeitigen Anstieg des Ca^{2+}-Spiegels im Cytosol. Denn die freien Calciumionen werden sofort in den Calmodulinkomplex gebunden. Dieser aktiviert wiederum eine Proteinkinase, die Phosphatgruppen auf Proteine, z. B. auf Leichtketten-Myosin der glatten Muskelzelle, überträgt (Phosphorylierung). So entstandene phosphorylierte Proteine induzieren nun im Zusammenspiel mit Aktin und freien Calciumionen die Zellantwort, die Kontraktion.

Das DAG aktiviert zusammen mit Calcium eine Proteinkinase C (PKC), die ebenfalls die Phosphorylierung der Proteine Aktin und Myosin beeinflußt und damit die Zellantwort aufrechterhält. Bei länger dauernden Zellreaktionen reguliert der Ca^{2+}-Zyklus durch die Zellmembran die verschiedenen Mechanismen, die für die Dauer der Reaktion notwendig sind. Calcium als intrazellulärer Botenstoff beeinflußt also Prozesse in zweifacher Weise. Es ist einmal notwendig für die Funktionsänderung von Proteinen, die eine Zellantwort einleiten, und zum zweiten für die Aufrechterhaltung der Zellantwort, z. B. der Kontraktion der glatten Muskelzelle.

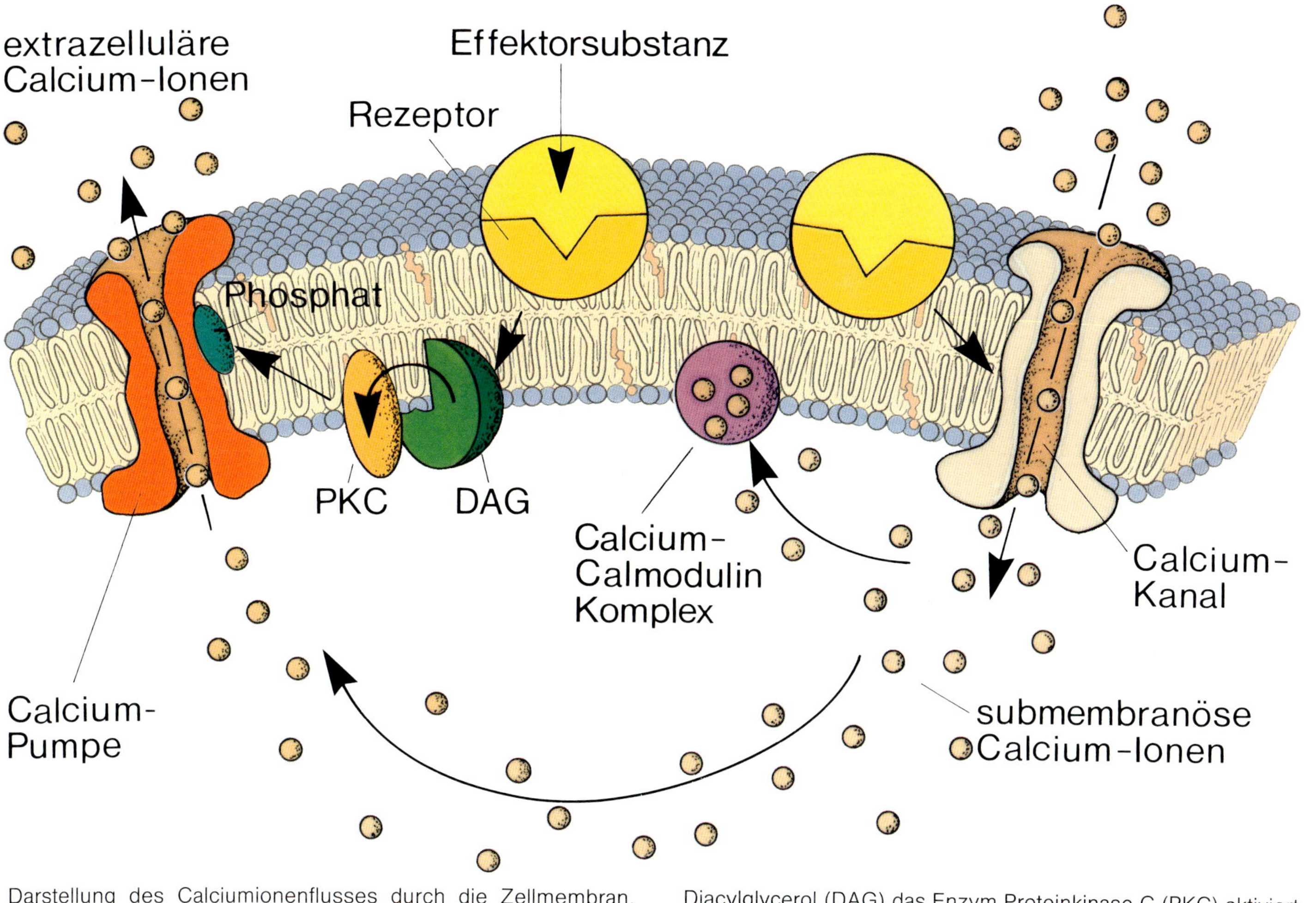

Darstellung des Calciumionenflusses durch die Zellmembran. Trifft eine Effektorsubstanz, deren Wirkung durch intrazelluläres Calcium vermittelt wird, von außen auf ihren zugehörigen Membranrezeptor, so öffnet sich ein für Calcium spezifischer Ionenkanal und der Calciumeinstrom in die Zelle beginnt. Steigt die Calciumkonzentration im submembranösen Bereich, bindet Calmodulin einen Teil des freien Calciums zum Ca^{2+}-Calmodulinkomplex. Gleichzeitig wird durch die Effektor-Rezeptor-Bindung über Diacylglycerol (DAG) das Enzym Proteinkinase C (PKC) aktiviert, so daß die Ca^{2+}-Pumpe durch Übertragung einer Phosphatgruppe angeregt wird. Die Ca^{2+}-Pumpe schleust nun soviel Ca^{2+} aus, wie in die Zelle einfließt. Der intrazelluläre Calciumbestand bleibt so konstant. Dieser Calciumionenflux zwischen Zellinnerem und Umgebung ist für die Zellfunktion ein wichtiges Signal.
(In Anlehnung an H. Rasmussen, Spektrum der Wissenschaft 12/1989).

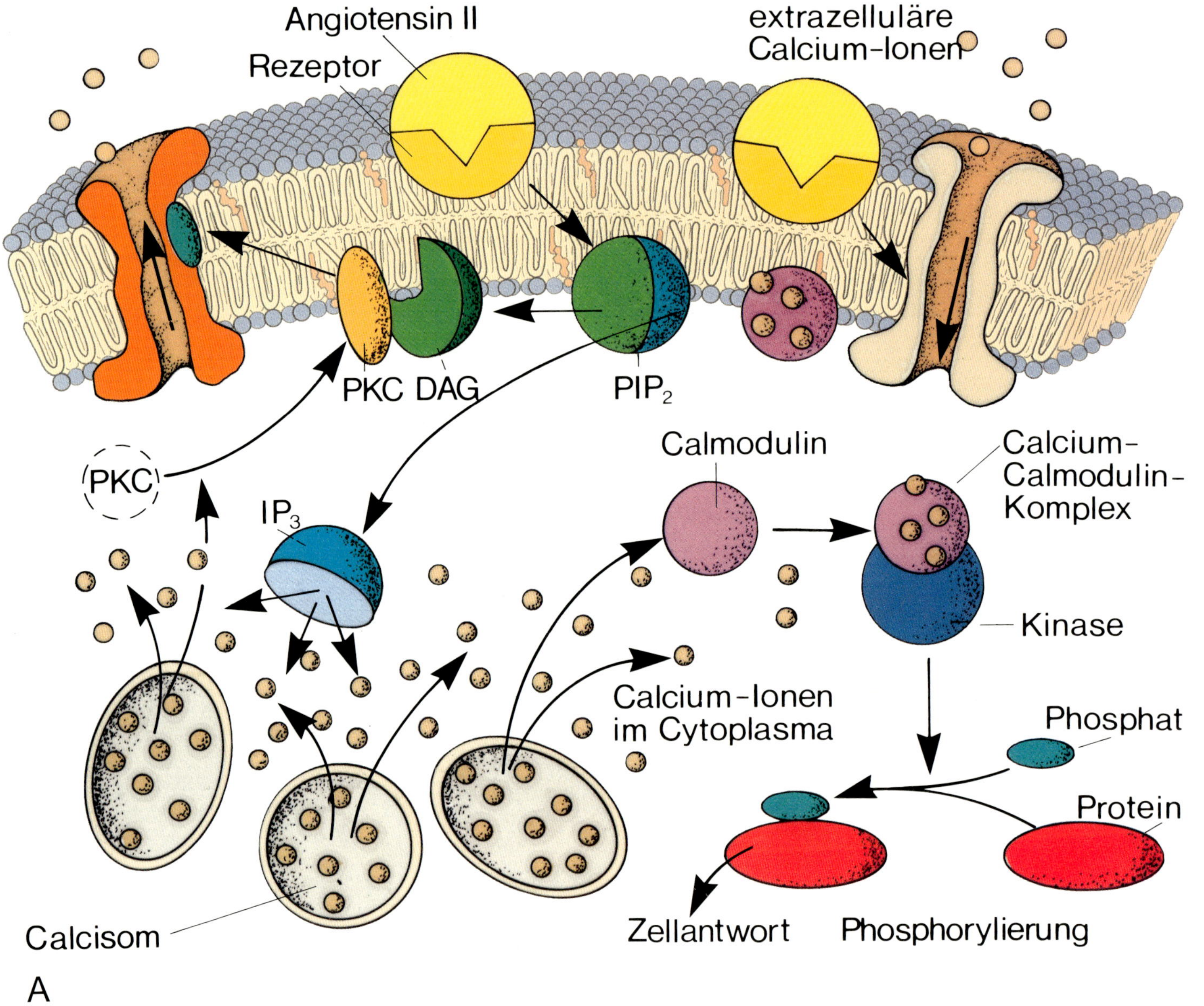

A

Calcium kann intrazelluläre Prozesse auf unterschiedliche Weise beeinflussen. In einer ersten Phase wird transitorisch die intrazelluläre Calciumkonzentration erhöht (Bild A); in einer darauffolgenden 2. Phase wird eine Calcium-abhängige Antwort ohne Erhöhung der intrazellulären Calciumkonzentration durch den Calciumzyklus aufrechterhalten (Bild B). Wird z. B. ein Angiotensin-II-Rezeptor auf der Zellmembran besetzt, so zerfällt der Membranbaustein Phosphoinositoldiphosphat (PIP_2) in Inositoltriphosphat (IP_3) und Diacylglycerol (DAG). IP_3 setzt Calcium aus den intrazellulären Speichern, den Calcisomen (sarkoplasmatisches Retikulum), frei. Ca^{2+}-Ionen bilden mit Calmodulin rasch einen Komplex, so daß die freie Calciumkonzentration in der Zelle nur kurzfristig ansteigt. Cal-

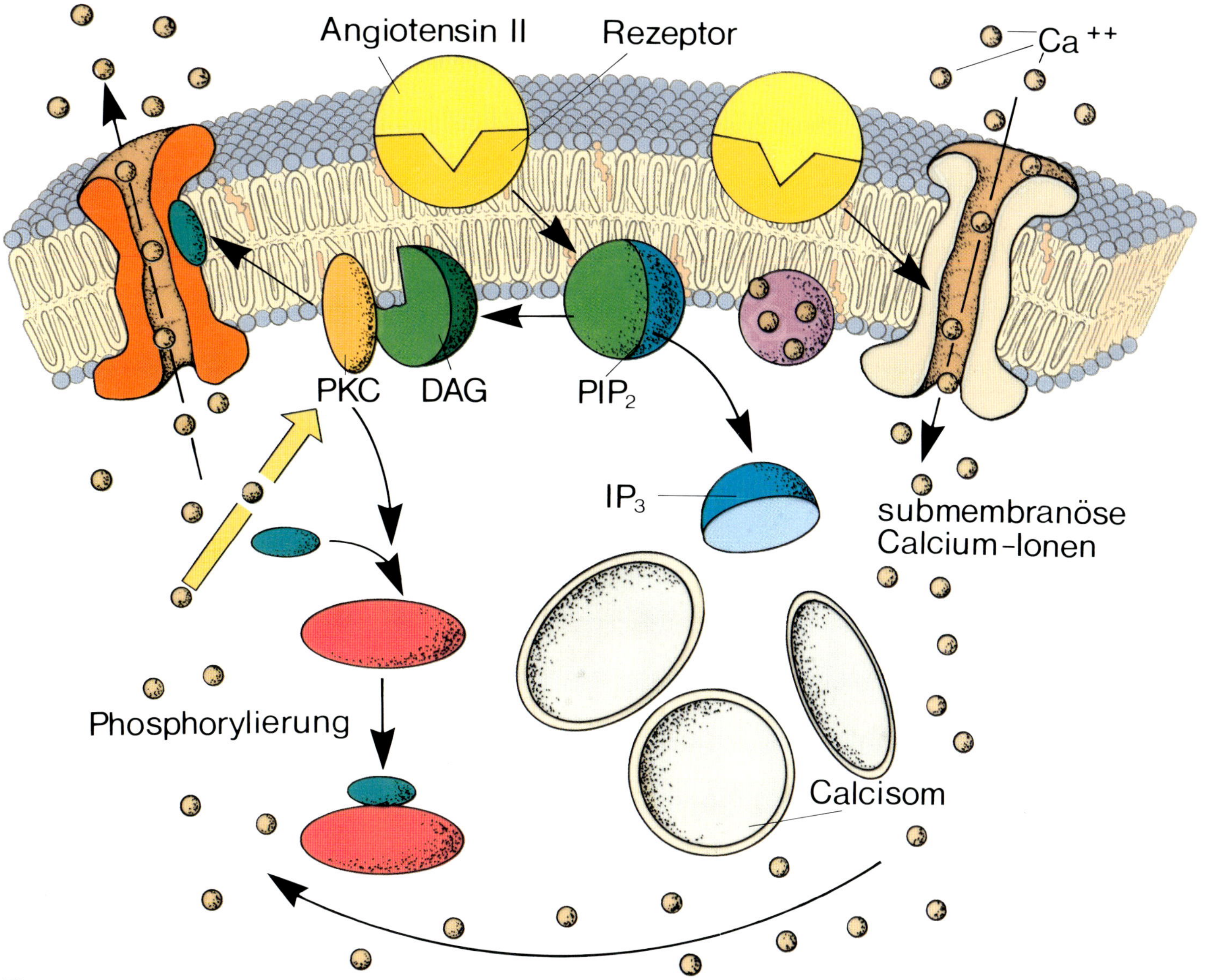

B

cium-Calmodulin aktiviert eine Proteinkinase, die Phosphatgruppen auf Proteine überträgt (Phosphorylierung) und dadurch die Zellantwort auslöst. Gleichzeitig aktivieren Ca^{2+} und DAG die Proteinkinase C und tragen ebenfalls über die Phosphorylierung von Proteinen zur Zellantwort bei (links). Bei anhaltender Zellantwort wird die intrazelluläre Calciumkonzentration durch den Calciumzyklus reguliert. Dieser transmembranöse Calciumkreislauf, d.h. fortwährender Calciumeinstrom und -ausstrom ohne Änderung der zellulären Calciumbilanz, aktiviert seinerseits die PKC. Es kommt zur Phosphorylierung von Proteinen (im Schema gekennzeichnet durch Phosphatanlagerung an Calciumkanal) und zur Zellantwort (rechts).

β-Rezeptorenblocker

Diese Gruppe von Pharmaka ist dadurch gekennzeichnet, daß sie unter therapeutischen Bedingungen die β-sympathomimetische Wirkung des Transmitters Noradrenalin hemmt. Zum Beispiel wird am Herzen über β_1-Rezeptoren die erhöhte Erregungsbildungs- und -leitungsgeschwindigkeit und die erhöhte Kontraktilität sowie an der glatten Muskulatur insbesondere die über β_2-Adrenozeptoren vermittelte Vasodilatation gehemmt (vgl. Bd. I., S. 37 und 40). Das molekularpharmakologische Profil der β-Blocker ist relativ gut charakterisiert. Die Stärke der Wirkung von β-Rezeptorenblockern ist dosisabhängig und beruht auf ihrer hohen Affinität und Selektivität für β-Adrenozeptoren.

Eine relative Selektivität der Hemmung von β_1-Rezeptoren haben die Wirkstoffe Atenolol, Acebutolol, Metoprolol und Celiprolol. Der klinische Einsatz erfolgt neben der Hypertonie bei Angina pectoris, bei Tachyarrhythmien, Thyreotoxikose und hypertrophischer Kardiomyopathie, aber auch bei Migräne oder Glaukom. Von manchen β-Blockern wird angenommen, daß nicht nur der Blutdruck über die β_1-Blockade gesenkt wird, sondern möglicherweise auch gleichzeitig eine β_2-Stimulation stattfindet. Damit würde eine unerwünschte Eigenschaft der älteren, weniger selektiven β-Blocker, die initiale Anhebung des peripheren Widerstandes, vermieden.

Verschiedene unerwünschte Wirkungen sind bekannt. Es kann zu ungünstigen Effekten auf den Lipidstoffwechsel, zur Impotenz, zu negativen Auswirkungen im ZNS, wie Müdigkeit, Depressionen, Schlaflosigkeit, Angstträumen kommen. Bei vorwiegend β_1-selektiven Substanzen sind

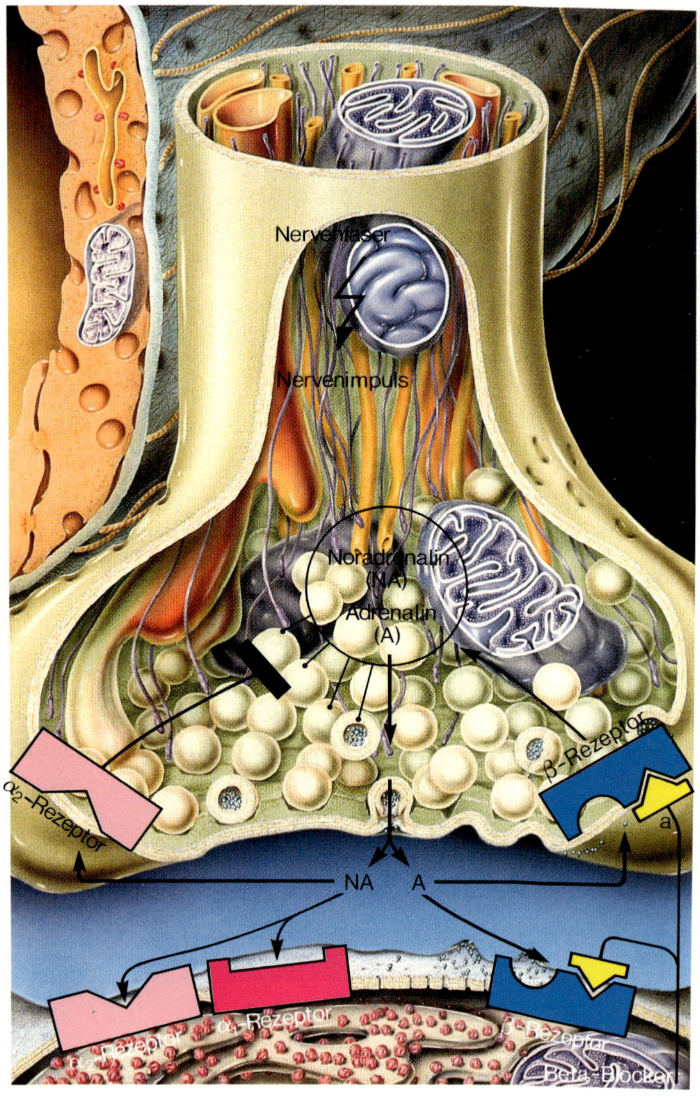

Mögliche Angriffspunkte von β-adrenergen Rezeptorenblockern. Präsynaptische β-adrenerge Rezeptoren, die durch Adrenalin (A) und Noradrenalin (NA) erregt werden, fördern die Freisetzung von Noradrenalin aus den synaptischen Vesikeln. β-Blocker hemmen diesen Vorgang (a). Die Noradrenalin-Freisetzung wird so gedämpft. Die postsynaptischen β-adrenergen Rezeptoren und damit der β-adrenerge Effekt werden ebenfalls durch β-Rezeptorenblocker gehemmt (b).

einige der Nebenwirkungen weniger stark ausgeprägt. Bei bradykardem Herzrhythmus kann die β-Blockade durch Überwiegen des Vagotonus zu einer weiteren unerwünschten Frequenzsenkung führen. Wenn nach Blockade der β-Rezeptoren die α-sympathomimetische Wirkung von Noradrenalin überwiegt, kommt es zur Erhöhung des Gefäßwiderstandes im Arteriolenbereich und damit zu einer Minderperfusion im Bereich der Endstrombahn. Bei Myokardinsuffizienz und/oder obstruktiven Atemwegserkrankungen kann durch eine Hemmung der β-Kompensationsmechanismen eine akute Dekompensation induziert werden. Bei Allergikern kann es zur Hemmung von β-Adrenozeptoren auf der Oberfläche von Mastzellen kommen. Die bei einer Antigen-Antikörperreaktion erfolgende Freisetzung von Mediatoren kann dadurch soweit verstärkt werden, daß es zur Verschlimmerung der allergischen Symptomatik kommt. Deshalb verbietet sich die Anwendung der β-Blocker bei latenter oder manifester unbehandelter Herzinsuffizienz (ohne vorherige Digitalisierung), bei AV-Block II. und III. Grades, bei chronisch obstruktiven Erkrankungen der Atemwege, bei Atopikern sowie auch bei peripheren Durchblutungsstörungen der Extremitäten. Da beim insulinpflichtigen Diabetiker die Warnsymptome der Hypoglykämie – Tachykardie und Tremor – durch die β-Blockade maskiert werden können, kann u. U. eine Hypoglykämie verkannt oder sogar verstärkt werden. Eine Einsatzbeschränkung der β-Blocker ergibt sich stets durch Zweiterkrankungen wie Asthma, arterielle Verschlußkrankheit, Herzinsuffizienz, Depression, Bradykardie, Diabetes und eingeschränkte körperliche Leistungsfähigkeit.

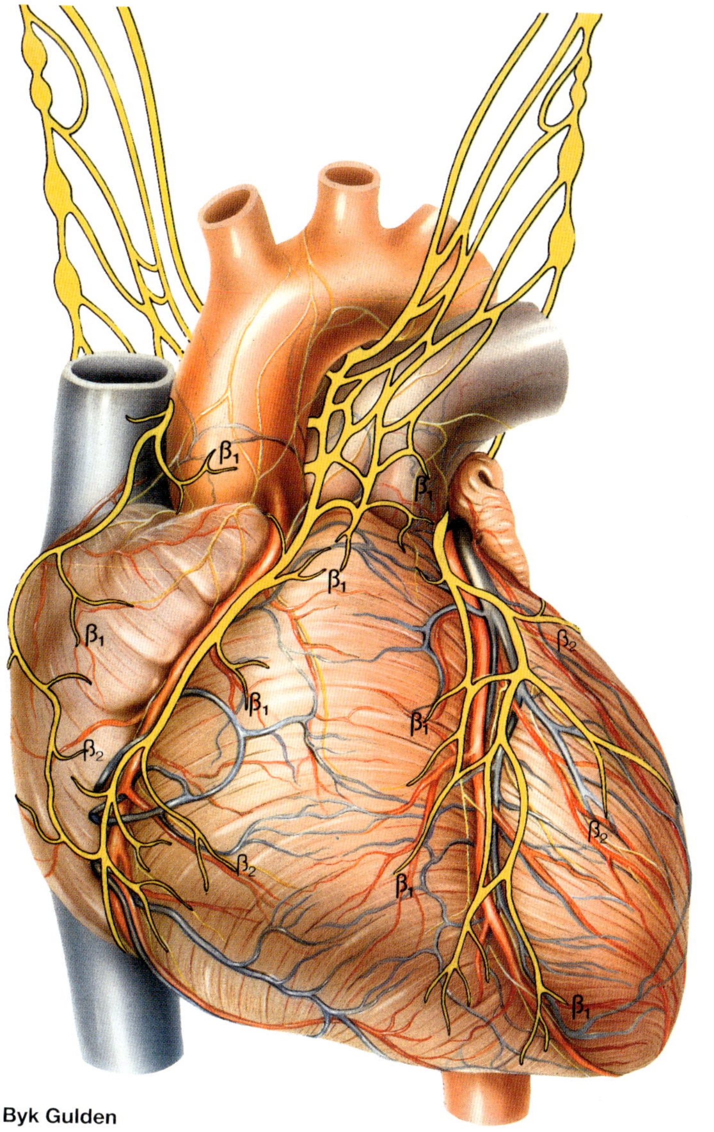

Entsprechend dem Vorkommen von β_1-Rezeptoren (neben einigen β_2-Rezeptoren) am Herzen hemmen β-Blocker bestimmte Sympathikusfunktionen. So führt eine β-Rezeptorenblockade zur Abnahme der Herzfrequenz, der Kontraktionskraft des Myokards, zur Verlangsamung des Sinusknotenrhythmus und der AV-Überleitungsgeschwindigkeit sowie zur Minderung der Erregbarkeit des Myokards. Hierdurch sinkt der O_2-Verbrauch des Herzens.

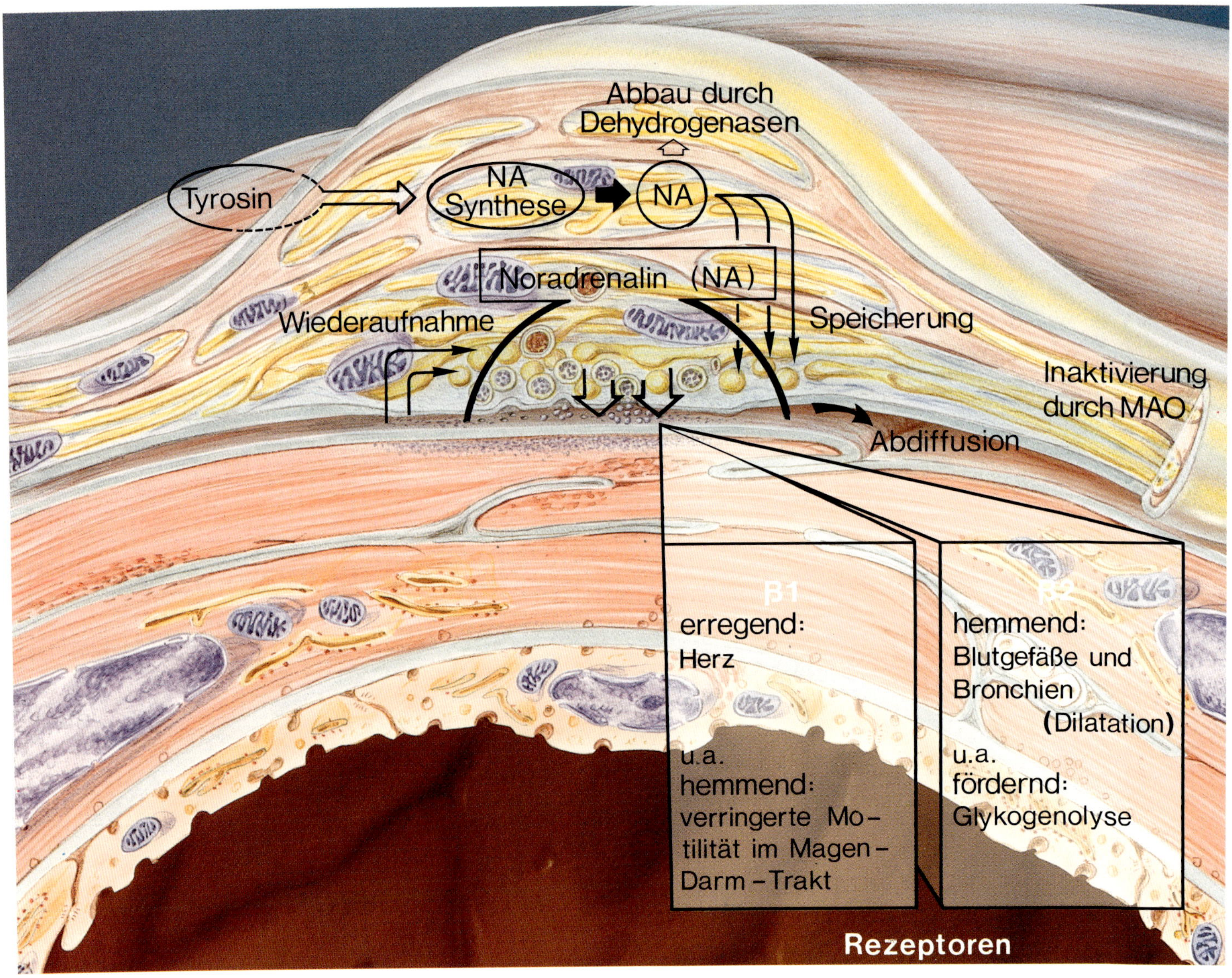

In niedriger Dosierung hemmen β-Blocker vorwiegend die β_1-Rezeptoren am Herzen, bei höherer Dosierung auch die β_2-Rezeptoren. Das bedeutet, daß die relative β_1-Selektivität mit höheren Dosen verlorengeht. Werden die β_2-Rezeptoren an den Blutgefäßen mit gehemmt, folgt eine akute Erhöhung des Gefäßwiderstandes durch Überwiegen eines α-adrenergen Tonus.

α_1-Rezeptorenblocker

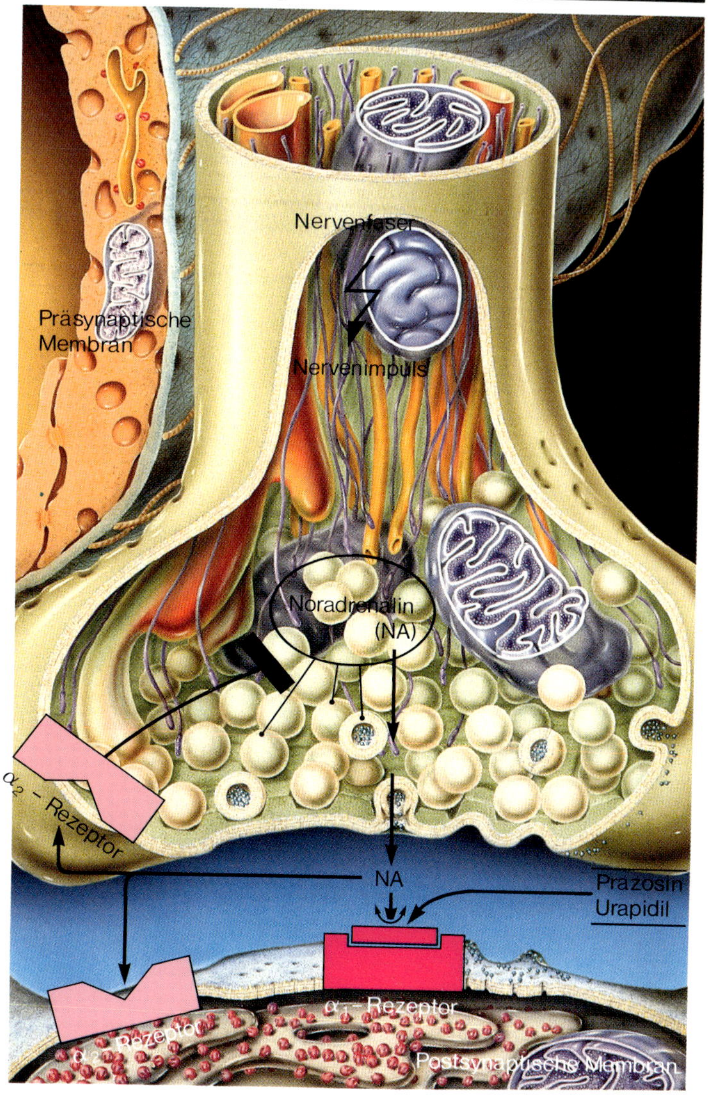

Die α_1-Rezeptorenblocker Prazosin und Urapidil hemmen nahezu ausschließlich postsynaptische α_1-Rezeptoren und sind nicht mit den bisher bekannten α-adrenergen Rezeptorenblockern verwandt. Sie haben kaum Affinität zu den präsynaptischen α_2-Rezeptoren. Die feedback-Hemmung der Noradrenalin-Freisetzung bleibt daher erhalten (normalerweise wird die Noradrenalinfreisetzung aus der Nervenendigung durch α_2-adrenerge Mechanismen gebremst). Prazosin und Urapidil senken den Blutdruck durch Verminderung des peripheren Gefäßwiderstandes, während die Herzaktion weitgehend unverändert bleibt.

Zu den Effekten der α_1-adrenergen Rezeptorenblocker gehört in erster Linie die kompetitive Hemmung der Wirkung des aufgrund eines Nervenimpulses aus den präsynaptischen Nervenendigungen freigesetzten Noradrenalins. Diese Hemmung der über den Sympathikus vermittelten Vasokonstriktion führt zu einer Abnahme des Gefäßtonus. Daher sind die α_1-Rezeptorenblokker für die Behandlung der primären Hypertonie von besonderer Bedeutung. Hierzu zählen Prazosin und Urapidil. Die alten Präparate Phentolamin und Phenoxybenzamin werden heute nur noch in Sonderfällen eingesetzt. Prazosin und Urapidil hemmen die postsynaptischen α_1-Rezeptoren, wobei Urapidil zusätzlich die Kreislaufregulation über 5-HT_{1A}-Rezeptorstimulation beeinflußt. Sie wirken praktisch nicht auf die α_2-Rezeptoren, so daß die Wirkung des Noradrenalins hier erhalten bleibt. Normalerweise hemmt Noradrenalin im synaptischen Spalt über einen durch α_2-Rezeptoren vermittelten Mechanismus die Freisetzung von Noradrenalin aus terminalen Sympathikusfasern. Da diese Rezeptoren durch Prazosin und Urapidil nicht geblockt werden, wird die Noradrenalinfreisetzung über den negativen feedback-Mechanismus weiter kontrolliert und herabgesetzt. Da auch die Barorezeptorenreflexe durch Urapidil und Prazosin gedämpft werden, kommt es zur milden Blutdrucksenkung ohne kompensatorische Tachykardie. Die α_1-Blocker können mit Diuretika und β-Rezeptorenblockern kombiniert werden. α_1-Blöcker sind wertvoll beim Phäochromozytom und bei schwerem Hypertonus, insbesondere mit Nephropathie. Bei Prazosin kann es vor allem zu Beginn der Behandlung (first dose effect) zu orthostatischen Fehlregulationen mit Herzklopfen, Schwindel, Benommenheit, Übelkeit und Erbrechen kommen. Aus diesen Gründen sollte besonders sorgfältig einschleichend dosiert werden und die Therapie grundsätzlich abends begonnen werden. Die Notwendigkeit, die Therapie einschleichend zu beginnen, gilt allerdings für alle Antihypertonika. Es treten bei fast allen Medikamenten Nebenwirkungen auf, wenn die Dosis zu rasch angehoben wird. Bei Prazosin kommt es gelegentlich zu Harninkontinenz, Hautausschlag, Depression und Impotenz.

Urapidil

Urapidil wirkt über die Blockade von α_1-Rezeptoren auf die Gefäße und beeinflußt durch die Stimulation von 5-HT_{1A}-Rezeptoren die Kreislaufregulation.

An den peripheren Gefäßen blockiert Urapidil postsynaptische α_1-Rezeptoren und hemmt somit den vasokonstriktorischen Effekt der Katecholamine. Gleichzeitig moduliert es als 5-HT_{1A}-Ago-

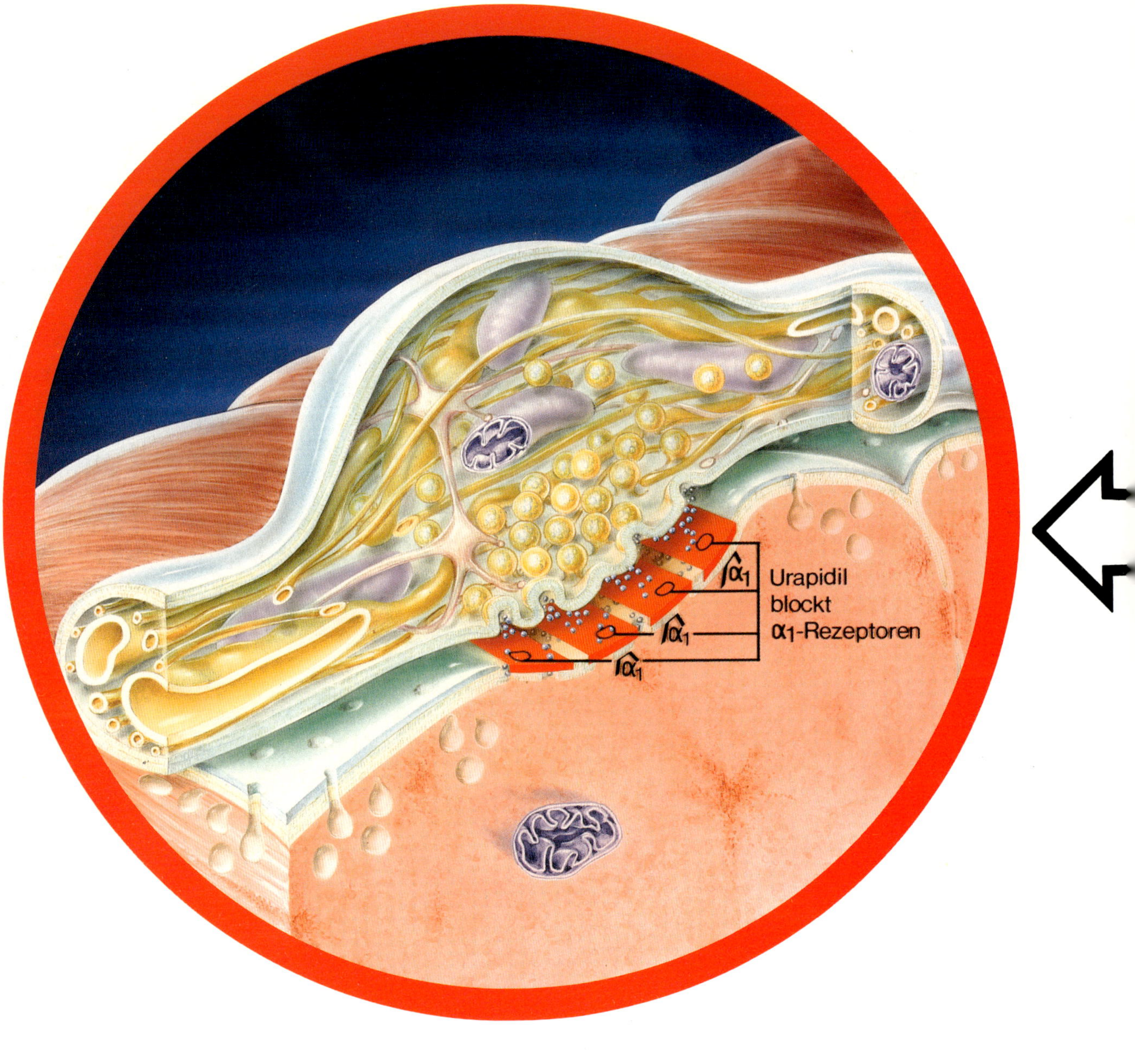

Synopsis des Wirkungsdualismus von Urapidil:
peripher – selektive Blockade der α_1-Rezeptoren
zentral – Modulation der Kreislaufregulation über $5HT_{1A}$-Rezeptoren

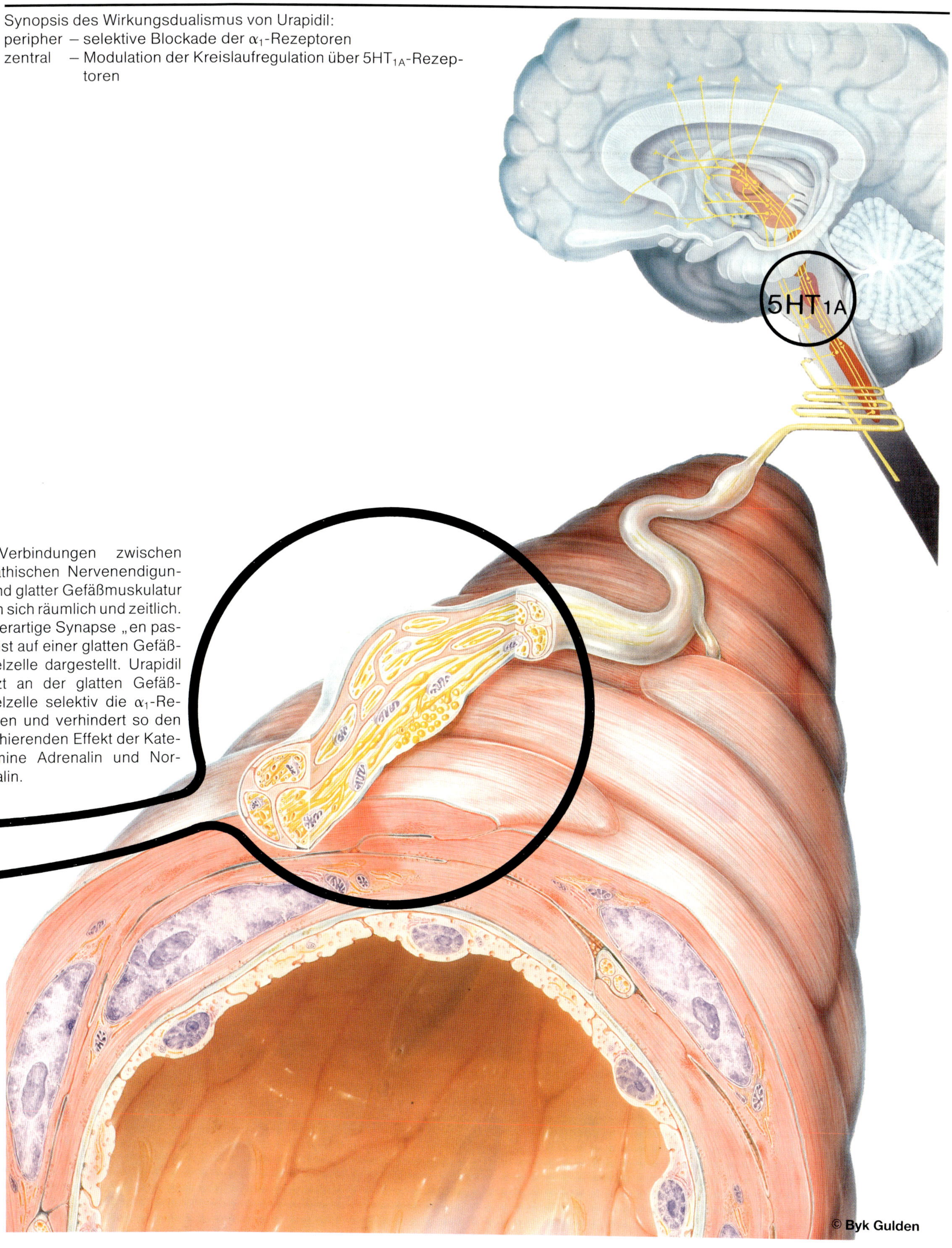

Verbindungen zwischen
athischen Nervenendigun-
nd glatter Gefäßmuskulatur
n sich räumlich und zeitlich.
derartige Synapse „en pas-
ist auf einer glatten Gefäß-
elzelle dargestellt. Urapidil
zt an der glatten Gefäß-
elzelle selektiv die α_1-Re-
ren und verhindert so den
hierenden Effekt der Kate-
mine Adrenalin und Nor-
alin.

nist die Aktivität der Kreislaufregulationszentren der ventralen Medulla oblongata; dadurch wird eine reflektorische Zunahme des Sympathikotonus verhindert.
Früher nahm man an, daß das vegetative Nervensystem autonom, also weitgehend unabhängig von übergeordneten Zentren des ZNS arbeitet. Heute weiß man, daß das ZNS auf die meisten Veränderungen im Herz-Kreislauf-System Einfluß nimmt. Zu dem feingestaffelten Sicherungssystem zur Aufrechterhaltung des Kreislaufs gehört auch das serotoninerge Nervensystem, welches in der nebenstehenden Abbildung zu sehen ist. Es gibt mehrere Typen von Serotonin (5-HT)-Rezeptoren. Im Zusammenhang mit Urapidil interessieren primär die 5-HT_{1A}-Rezeptoren. Serotoninerge Neurone projizieren, ausgehend von den Raphekernen, in die kardiovaskulären Zentren der Medulla oblongata und zum Nucleus intermediolateralis. Hier sitzen die Ursprungskerne des Sympathikus im Seitenhorn des Rückenmarks.
Detaillierte Untersuchungen über den zentralen Angriffspunkt von Urapidil haben ergeben, daß dieser im mittleren chemosensitiven Bereich der ventralen Medullaoberfläche an 5-HT_{1A}-Rezeptoren liegt. Durch Stimulation dieser Rezeptoren wird über serotoninerge Neurone schließlich die Aktivität sympathischer Neurone in den intermediolateralen Zellsäulen vermindert. Als Folge davon wird ein Anstieg des Sympathikotonus gebremst, die Blutdrucksenkung wird aufrechterhalten oder verstärkt.
Urapidil unterscheidet sich in seiner Selektivität und hohen Affinität zu 5-HT_{1A}-Rezeptoren ganz wesentlich von reinen α-Blockern: Tierexperimentelle Untersuchungen zeigen, daß Urapidil in der Lage ist, eine durch α-Blockade alleine hervorgerufene Blutdrucksenkung noch zu verstärken.
Außerdem ergeben sich im Vergleich zu anderen α-blockierenden Substanzen für Urapidil noch weitere spezifische Vorteile: Der Blutdruck wird behutsam in normotone Bereiche gesenkt; physiologische Regulationsmechanismen bleiben erhalten. First-dose-Phänomene, beispielsweise gekennzeichnet durch orthostatische Hypotension, werden nicht beobachtet. Eine einschleichende Dosierung von Urapidil ist nicht erforderlich. In der Dauertherapie kommt es nicht zur Toleranzentwicklung durch Natrium-Wasser-Retention.
Unter der Therapie mit Urapidil bleiben Stoffwechsel und Elektrolythaushalt unbeeinflußt. Therapeutisch relevante Veränderungen der Blutglukose, des Glykohämoglobins, des Seruminsulins, des Harnzuckers, des Kreatinins, der Harnsäure sowie der Triglyceride, des Cholesterins und der Elektrolyte werden nicht gefunden. Auch bei Patienten mit bereits bestehendem Diabetes mellitus oder bekannter Fettstoffwechselstörung bleiben diese Werte unverändert.
Urapidil kann auch bei Nierenfunktionsstörungen aller Schweregrade nach Wirkung dosiert werden. Es finden sich keine Veränderungen des renalen Plasmaflusses und der glomerulären Filtrationsrate.
Das Herzzeitvolumen, die Herzfrequenz und das Schlagvolumen bleiben unbeeinflußt; ein zuvor erniedrigtes Herzzeitvolumen kann durch die Nachlastsenkung unter Urapidil ansteigen. Der myokardiale Sauerstoffverbrauch wird nicht er-

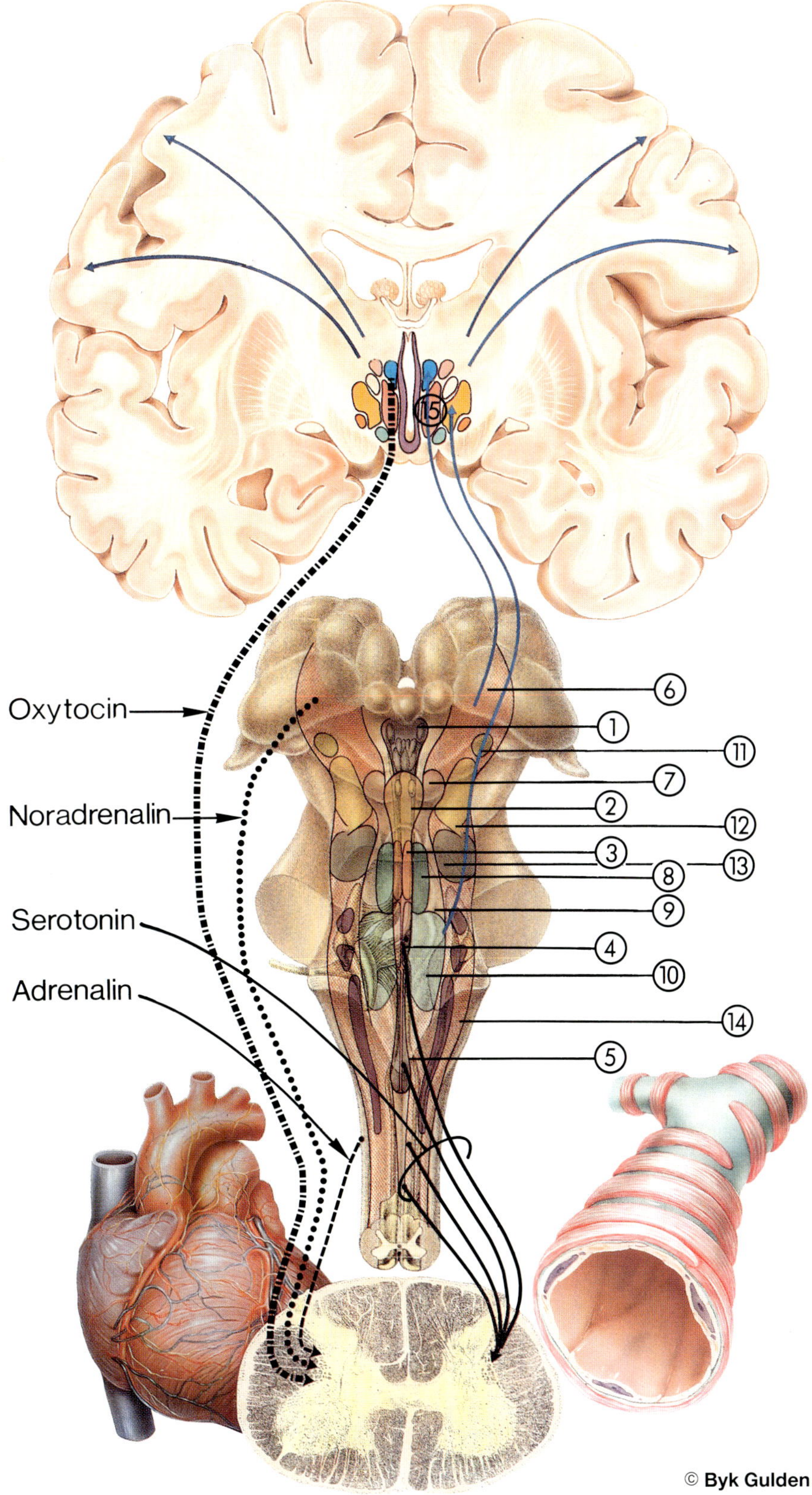

Synopsis der zentralen und peripheren Angriffspunkte von Urapidil im Verbundsystem Großhirn – Hirnstamm – Effektororgane. Neben seiner peripheren Wirkung über die α_1-Rezeptoren an den Gefäßen moduliert Urapidil den Blutdruck über serotoninerge Angriffspunkte im ZNS, die vorwiegend in Mesencephalon, Pons und Medulla oblongata liegen. Diese Hirnabschnitte gliedern sich im wesentlichen in eine mediane und paramediane Zone (1–5), in eine großzellige mediale Zone (6–10) und in eine parvozelluläre laterale Zone (11–14), die sich jedoch z.T. weiträumig überlappen. Die serotoninergen Neurone verteilen sich hauptsächlich auf die Region der Raphekerne, die in der medianen und paramedianen Zone liegen.

Vergleich der dreidimensionalen Molekularstruktur zwischen Urapidil und Noradrenalin. Aus dieser Gegenüberstellung ist zu erkennen, daß die für die Rezeptorhaftung notwendigen Strukturen nahezu identisch sind.

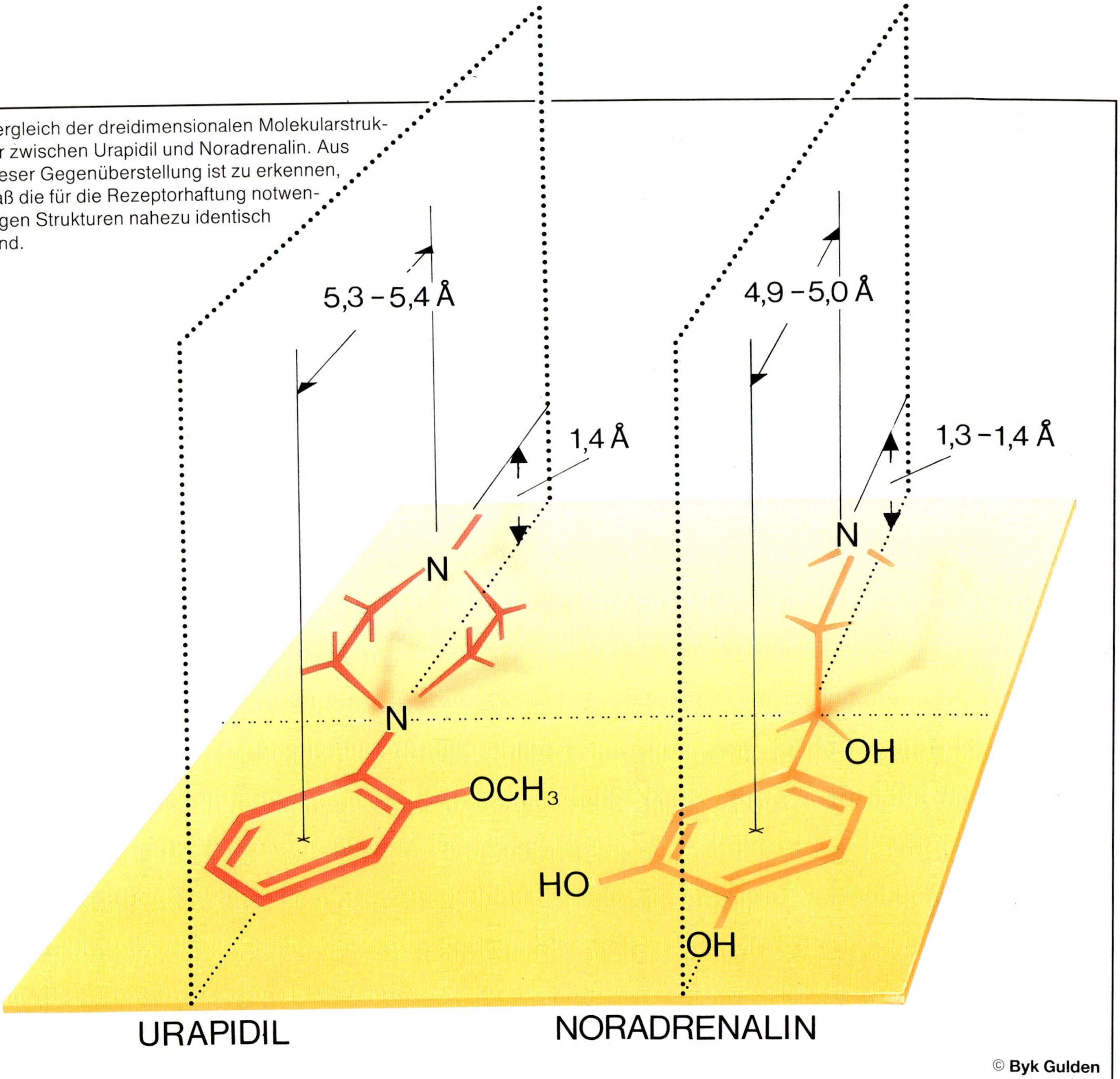

Urapidil
Dauertherapie: 3 Jahre (n =182)

Urapidil senkt bei Dauertherapie den erhöhten Blutdruck nicht nur signifikant, sondern auch anhaltend auf ein gleichmäßiges Niveau. (Werning, C.; Haerlin, R.; Bruckschen, E. G.: Langzeittherapie mit Urapidil-Retardkapseln).

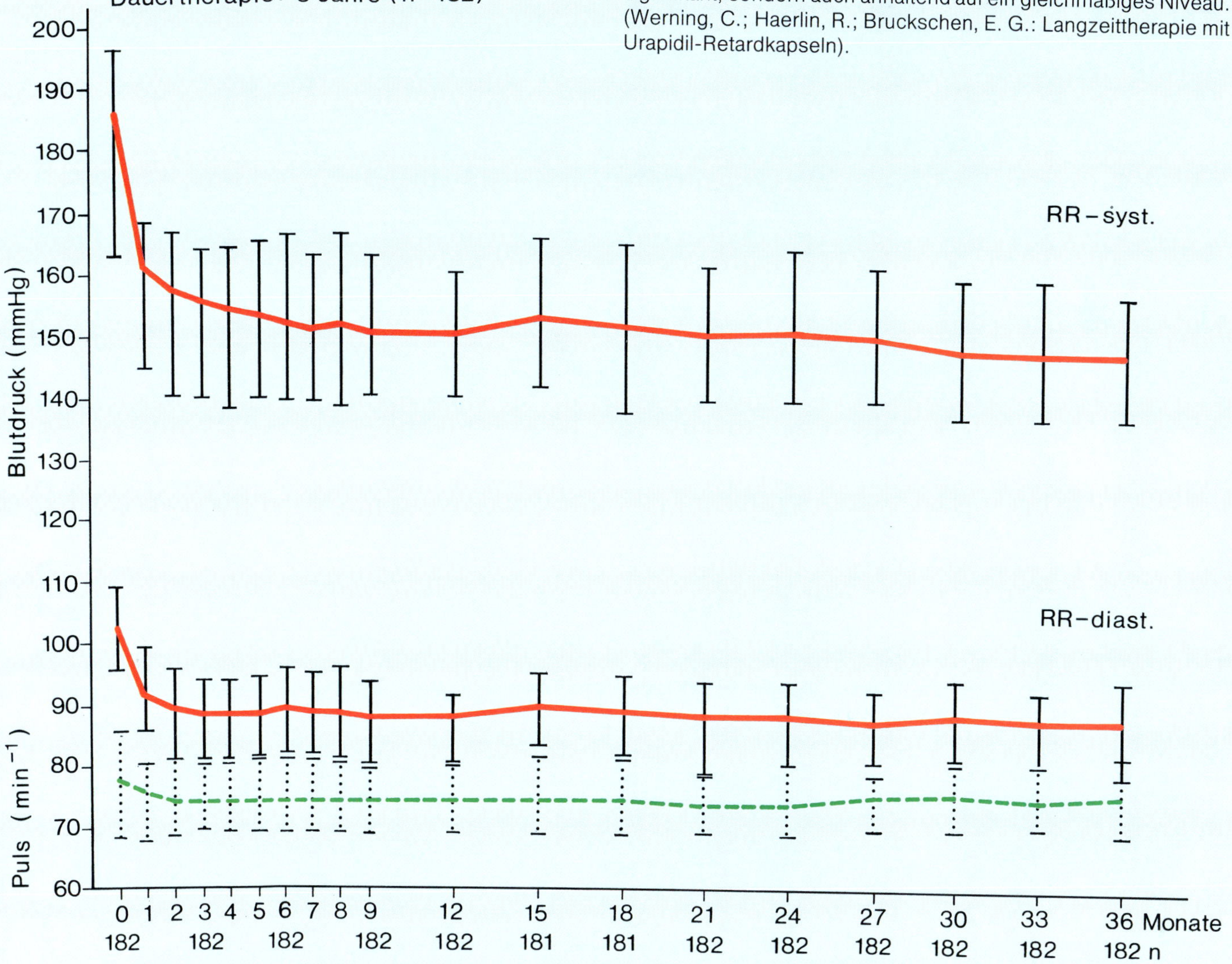

nach Libau et.al., Current Opinion in Cardiology, Vol. 4, 1989, Suppl. 4

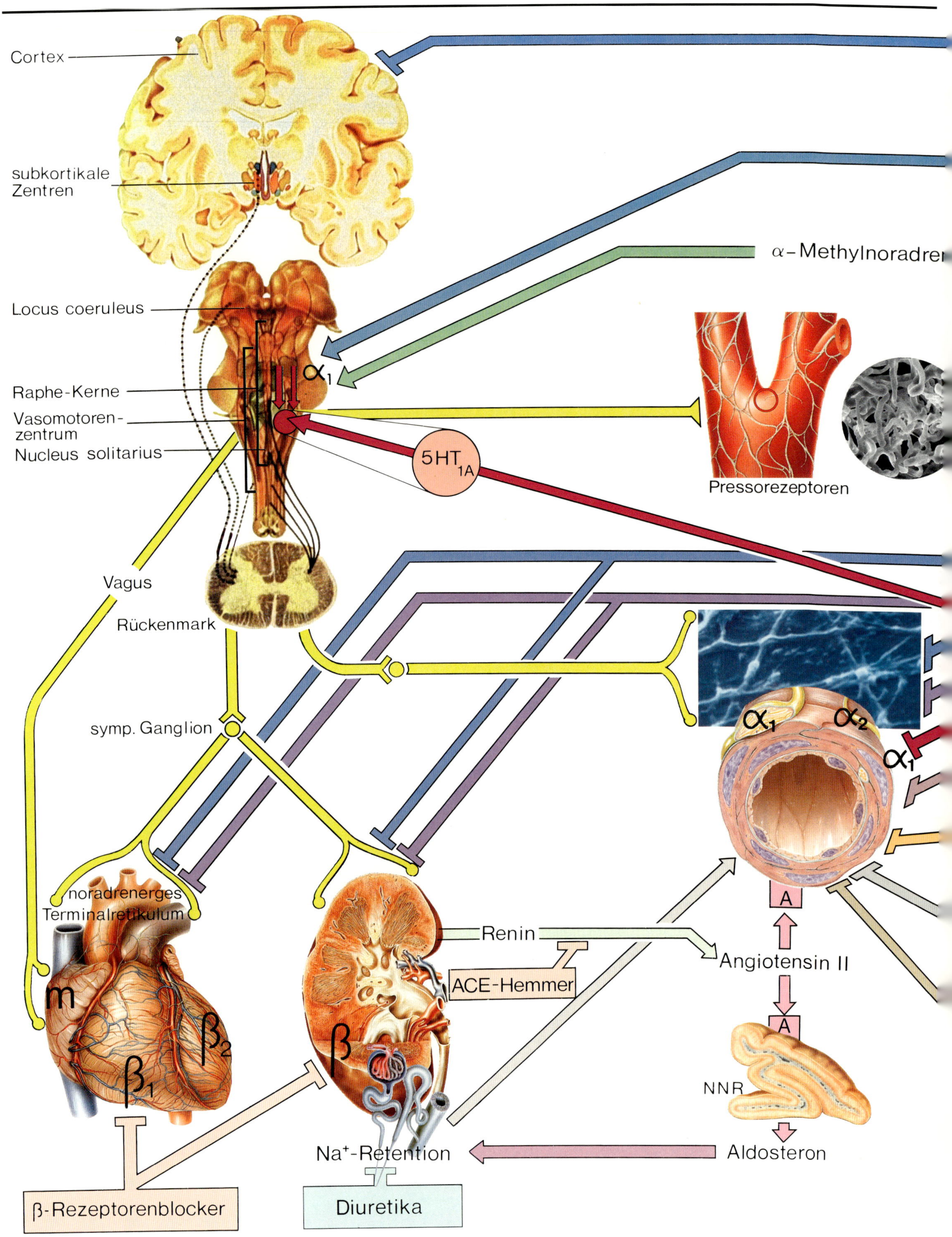
Cortex
subkortikale Zentren
α-Methylnoradren
Locus coeruleus
Raphe-Kerne
Vasomotoren-zentrum
Nucleus solitarius
α1
5HT1A
Pressorezeptoren
Vagus
Rückenmark
symp. Ganglion
α1
α2
α1
noradrenerges Terminalretikulum
m
β2
β1
β
Renin
ACE-Hemmer
Angiotensin II
A
A
NNR
Na+-Retention
Aldosteron
β-Rezeptorenblocker
Diuretika

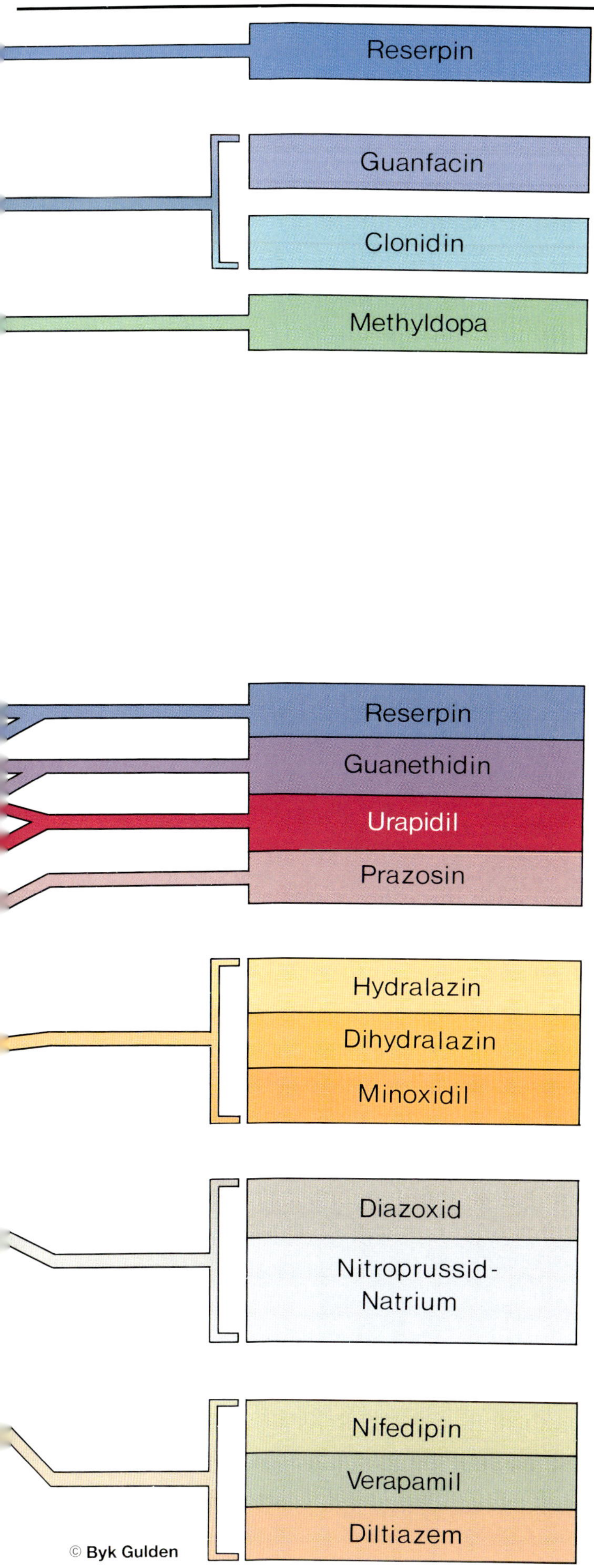

höht, die Durchblutung von Herz, Nieren und Gehirn bleibt gewährleistet.

Die gute Verträglichkeit von Urapidil spiegelt sich im geringen Prozentsatz an Nebenwirkungen wieder. Auftretende Begleiterscheinungen wie Schwindel, Übelkeit und Kopfschmerz werden meist nur zu Beginn der Therapie beobachtet.

Es sind gegenwärtig – abgesehen von Schwangerschaft und Stillzeit – keine Kontraindikationen für Urapidil bekannt. Seine Stoffwechselneutralität und die Anwendbarkeit bei verschiedenen Begleiterkrankungen machen es zu einem wertvollen Medikament für die Dauertherapie der Hypertonie.

Synopsis der Angriffspunkte blutdrucksenkender Pharmaka.

hemmender Effekt
erregender Effekt
NNR Nebennierenrinde, A Angiotensin-II-Rezeptor, $5HT_{1A}$ Serotoninrezeptor 1A

Serotoninantagonisten

Aus der vielschichtigen Wirkung des Serotonins oder 5-Hydroxytryptamins (5-HT) im Organismus sollen hier nur die serotoninergen Mechanismen bei Hypertonie berücksichtigt werden. Am bedeutsamsten sind die Wirkungen auf die Blutgefäße, auf Endothelzellen, Thrombozyten und glatte Muskulatur. Serotonin kommt in den serotoninergen Neuronen des ZNS und hier besonders in den Raphekernen vor (s. Bd. 1). Man geht davon aus, daß Serotonin in diesem Bereich an der Kreislaufregulation beteiligt ist (s. vorangegangenes Kapitel). Im Blut sind die Thrombozyten der

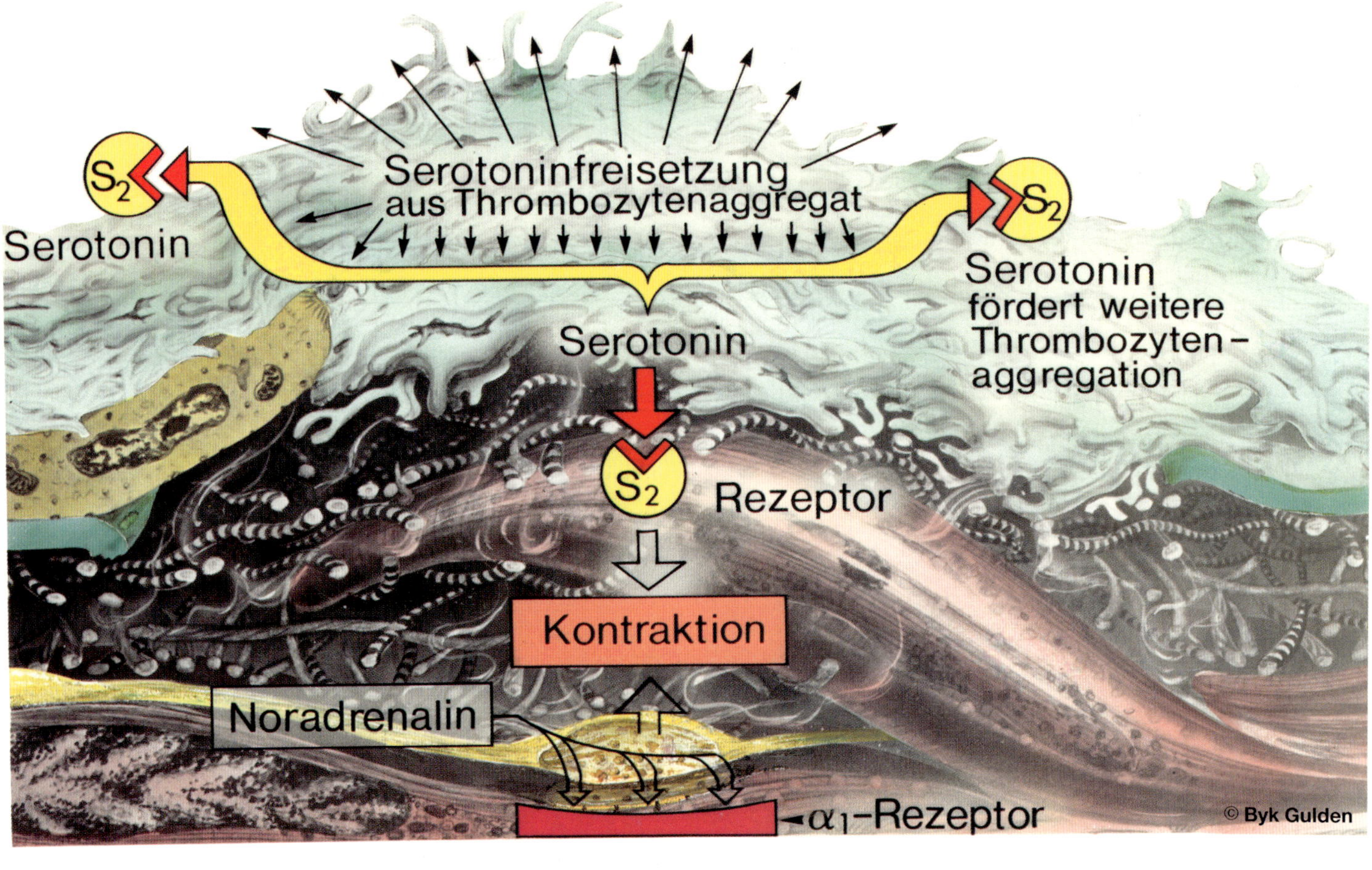

Gezeichnete Darstellung des Mechanismus der Thrombozytenaggregation in Abhängigkeit von der Serotoninfreisetzung. Thrombozyten sind der Hauptspeicher für Serotonin im Blut. Im gesunden Organismus führt eine Thrombozytenaggregation zu einer biologisch vernünftigen Reaktion. Das aus den Thrombozyten freigesetzte Serotonin wird in kürzester Zeit am unverletzten Gefäßendothel an S_1-Rezeptoren gebunden, löst über den Endothelfaktor NO (EDRF) eine Dilatation der glatten Gefäßmuskulatur aus und wirkt so einer Thrombose entgegen. Ist das Endothel geschädigt, z. B. im Gefolge einer chronischen Hypertonie oder bei Gefäßsklerose, so kann Serotonin nicht mehr vom Endothel gebunden werden und gelangt dann frei bis zur glatten Gefäßmuskulatur. Dort wird über S_2-Rezeptoren eine langanhaltende Vasokonstriktion ausgelöst, die durch die Freisetzung von Noradrenalin und

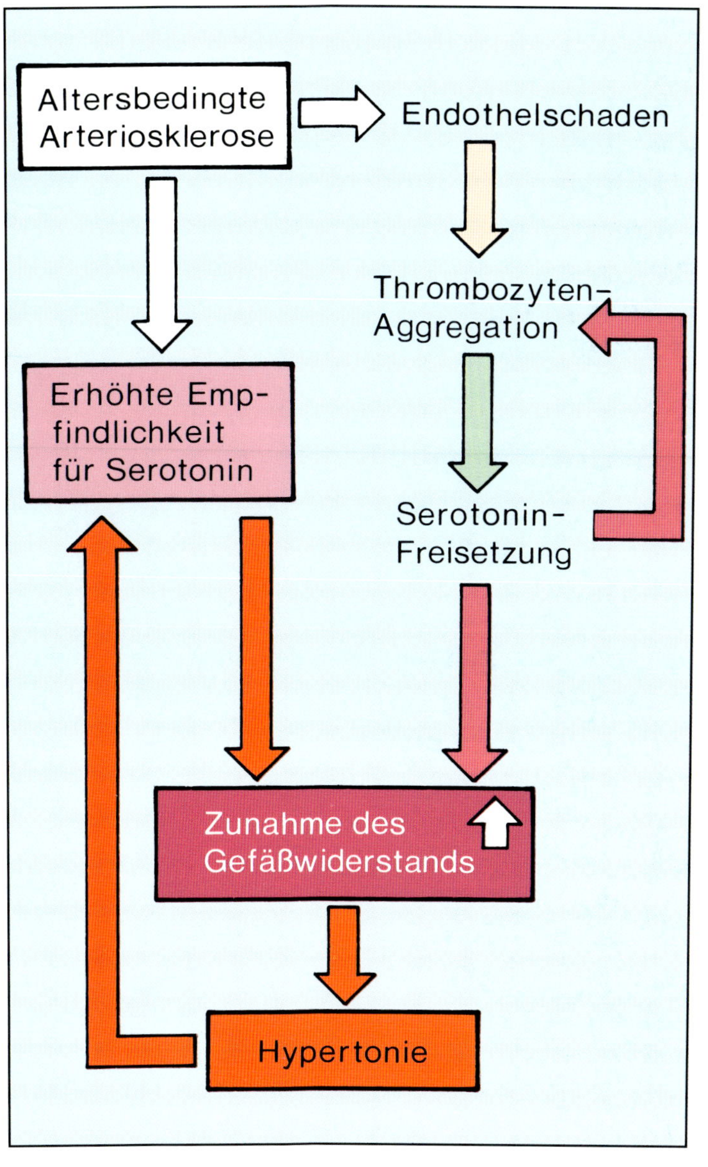

dessen Effekte auf die α_1-Rezeptoren verstärkt wird. Zusätzlich entfällt auch der dilatierende Effekt von NO, da EDRF nur vom unverletzten Endothel gebildet werden kann.

Obenst. Schema:
Der pathophysiologische Mechanismus der Serotoninwirkung bei Entstehung und Perpetuation der chronischen Hypertonie.

Hauptspeicher für Serotonin, das sie bei Aggregation ausschütten können. Serotonin ist ein biogenes Amin und zählt sowohl zu den Neurotransmittern als auch zu den Mediatoren. Die Serotoninwirkungen an den Zellen werden durch die 5-HT_1- und 5-HT_2-Rezeptoren vermittelt. Bei den ersteren unterscheidet man noch mindestens 4 Untertypen (5-$HT_{1A,\ 1B,\ 1C,\ 1D}$). Die 5-HT_1-Rezeptoren vermitteln Vasodilatation und modulieren die Sympathikusaktivität sowie die Transmitterfreisetzung. Die 5-HT_2-Rezeptoren führen zur Vasokonstriktion und zur Thrombozytenaggregation. Entstehen bei Bluthochdruck durch verstärkte Wirbelbildung Endothelschäden, so werden diese durch Thrombozytenanlagerung und -aggregation abgedeckt. Hierbei kommt es zur Freisetzung von Serotonin aus den Thrombozyten. Bei der hohen Verfügbarkeit von Serotonin am Ort des Schadens kommt es dort lokal zu einer Kontraktion der glatten Gefäßmuskulatur. Die hieraus folgende Zunahme des Gefäßwiderstandes erhöht den Blutdruck. Eines der Merkmale der Hypertonie ist ein Verlust an endothelvermittelter Gefäßentspannung, denn ein Modulator der Serotoninwirkung ist der nur vom unverletzten Endothel freigesetzte EDRF (endothelium-derived relaxing factor). Bei Noradrenalinfreisetzung kommt es zusammen mit Serotonin zu einer stark überhöhten Vasokonstriktion, so daß dieser Verstärkereffekt der beiden körpereigenen Substanzen klinisch bedeutsame Auswirkungen hat.

Zu den Serotoninantagonisten mit selektiv blokkierender Wirkung an den 5-HT_2-Rezeptoren und gleichzeitiger α_1-blockierender Wirkung gehört Ketanserin.

Calciumantagonisten (Calciumkanalblocker)

Calcium ist eine so universelle Signalsubstanz, daß es keine Zelle gibt, auf die Calcium keinen Effekt hätte. Calciumionen wirken u.a. als Mittlersubstanz zwischen Membranerregung und Kontraktion der Myofilamente Aktin und Myosin. Das Signal zur Kontraktion einer Gefäßmuskelzelle wird von der Zellmembran aus an die tief in der Zelle liegenden Myofibrillen durch mehrere nacheinander geschaltete Prozesse übermittelt: Durch den transmembranösen Einstrom von Na^{+} kommt es zur Depolarisation bzw. für kurze Zeit zur Umpolung des Membranpotentials. Wenn eine Zelle so durch ein extrazelluläres Signal erregt wird, öffnen sich in ihrer Hüllmembran potentialabhängige Ionenkanäle und es kommt zum transmembranösen Einstrom von Ca^{2+} in die Zelle. Andere sog. rezeptorabhängige Kanäle sind funktionell an Membranrezeptoren gekoppelt und öffnen sich, sobald dort Peptidhormone oder Neurotransmitter gebunden werden. Calcium kann daneben aber auch aus den intrazellulären Speichern, dem endoplasmatischen Retikulum oder den Calcisomen, mobilisiert werden. Der Erregungsprozeß wird also calciumvermittelt in der Zelle weitergeleitet und hier wird über Calcium das kontraktile System aktiviert (elektromechanische Kopplung).

Stark vereinfacht stellt sich dieser Mechanismus folgendermaßen dar: Ca^{2+}-Entzug schwächt die mechanischen Reaktionen ab, eine Erhöhung der Ca^{2+}-Konzentration kann die Kontraktionskraft auf ein Mehrfaches der Ausgangssituation steigern. Der Anstieg bzw. das Absinken der Ca^{2+}-Konzentration im Zytoplasma ist ein initiales Signal für kurze Antworten. Fällt die Ca^{2+}-Konzentration wieder ab, so dissoziieren die Calciumionen von ihren Trägerproteinen und die gesamte Reaktion ist beendet.

Es gibt auch eine Kooperation zwischen Calcium und cyclischem AMP, das z.B. die Geschwindigkeit der Ca^{2+}-Zirkulation durch die Zellmembran beeinflussen kann. Calcium wirkt auf die Enzyme, die für Bildung und Abbau von cAMP verantwortlich sind. Beide, Ca^{2+} wie auch cAMP, wirken über die gleiche Klasse von Enzymen, die sog. Proteinkinasen. Diese gewährleisten die Übertragung von energiereichen Phosphatgruppen, z.B. von ATP, auf intrazelluläre Proteine, wie z.B. Myosin. Wenn die Muskelzellen lang anhaltend auf einen Reiz reagieren, beruht dies also nicht, wie bisher angenommen wurde, auf einem dauerhaft erhöhten intrazellulären Calciumspiegel, denn die Zelle hält diesen durch einen Membrankreislauf verhältnismäßig niedrig, sondern es beruht auf nachgeschalteten Enzymkaskaden.

Calciumantagonisten blockieren über die Rezeptoren der Zellmembran den Calciumeinstrom in die Zelle. Als direkte Folge nimmt die intrazelluläre freie Ca^{2+}-Konzentration ab. Damit kommt es zur Tonusminderung in der glatten Gefäßmuskelzelle, zur Blutdrucksenkung und daneben zur Abnahme der Kontraktionskraft im Myokard.

Bei den Calciumantagonisten muß man daran denken, daß es sich um eine sehr heterogene Gruppe mit recht unterschiedlichen Wirkungen auf das kardiovaskuläre System handelt. Auf die jeweiligen Wirkungen der verschiedenen Substanzen, auf ihre spezifischen Vor- und Nachteile kann in diesem Rahmen nicht detailliert eingegangen werden. Grundsätzlich lassen sich zwei Mechanismen der Calciumblockade unterscheiden:

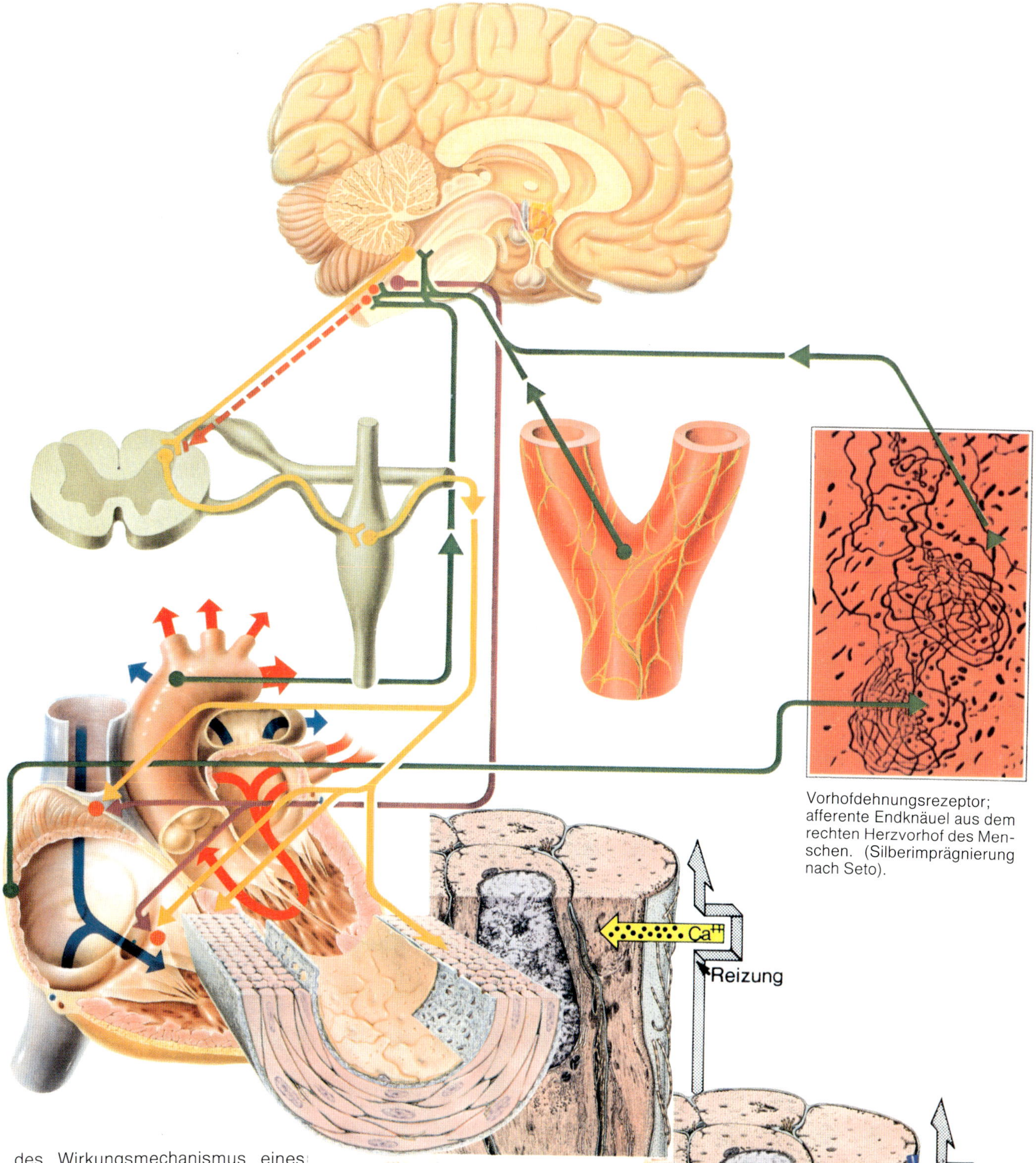

Vorhofdehnungsrezeptor; afferente Endknäuel aus dem rechten Herzvorhof des Menschen. (Silberimprägnierung nach Seto).

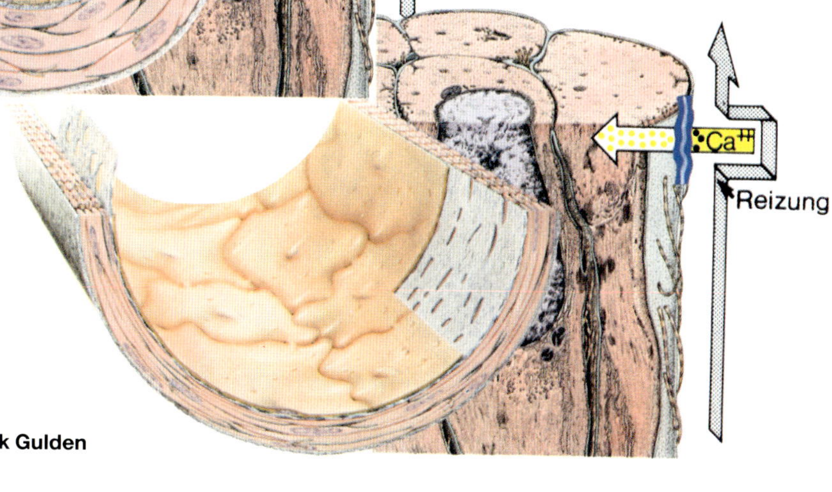

Synopsis des Wirkungsmechanismus eines Calciumantagonisten bei Hypertonie. Der in die glatte Gefäßmuskelzelle gerichtete Calciumfluß ist bei Vasokonstriktion relativ erhöht. Calciumantagonisten sind in der Lage, diesen Calciumeinstrom zu verhindern. Dies führt zu einer verminderten Antwort der glatten Muskelzelle, d. h. zur abgeschwächten Kontraktion. Der blau eingezeichnete Block symbolisiert den Calciumantagonisten. Grüne Pfeile – Afferenzen, ausgehend von Pressorezeptoren; gelbe Pfeile – sympathische Efferenzen; lila Pfeile – parasympathische Efferenzen.

Als Calciumkanalblocker (Calcium-entry-blocker oder Calcium-channel-blocker) werden Substanzen bezeichnet, die den Durchtritt von Calciumionen durch den sog. Calciumkanal hemmen. Die Bindungsstellen für diesen Mechanismus liegen vorwiegend im Bereich der Zellmembran. Die zweite Gruppe, die sog. Calmodulinantagonisten, spielen bei den intrazellulären Calciumbewegungen und deren Prozessen eine wichtige Rolle, insbesondere im Bereich der glatten Muskulatur.

Calciumantagonisten hemmen die Kontraktion der glatten Gefäßmuskulatur und dadurch den peripheren Widerstand. Darüber hinaus beeinflussen sie andere blutdruckregulierende Mechanismen, die ebenfalls vom zellulären Calciumfluß abhängig sind, wie z.B. die Nervenimpulsübertragung, die Katecholaminfreisetzung oder die Aldosteronsekretion und wirken so einer Hypertonie weiter entgegen. Auch auf die Zielorganschäden der Hypertonie zeigen sie einen günstigen Effekt, insbesondere auf die Rückbildung einer LVH und auf die Verbesserung der koronaren Durchblutung. In Tierversuchen kam es unter der Anwendung von Calciumantagonisten zur verminderten Ausbildung arteriosklerotischer Läsionen. Alle Calciumantagonisten besitzen neben blutdrucksenkenden Effekten auch ausgeprägte antianginöse und (zumindest experimentell) antiatherogene Eigenschaften, zeigen metabolische Neutralität und sind daher auch bei älteren und multimorbiden Menschen gut einsetzbar.

Zu den Nebenwirkungen der Calciumantagonisten gehören Obstipation (bei Verapamil bis zu 50%), gelegentlich Schwindel, Kopfschmerzen, Müdigkeit und periphere Ödeme. Kontraindikationen sind bekannte Überempfindlichkeit, Schwangerschaft und Stillzeit, AV-Block II. und III. Grades, Bradykardie, Herzinsuffizienz. Bei der Anwendung von β-Blockern bei gleichzeitiger Gabe von Verapamil oder Diltiazem kann es zu einer AV-Blockierung kommen.

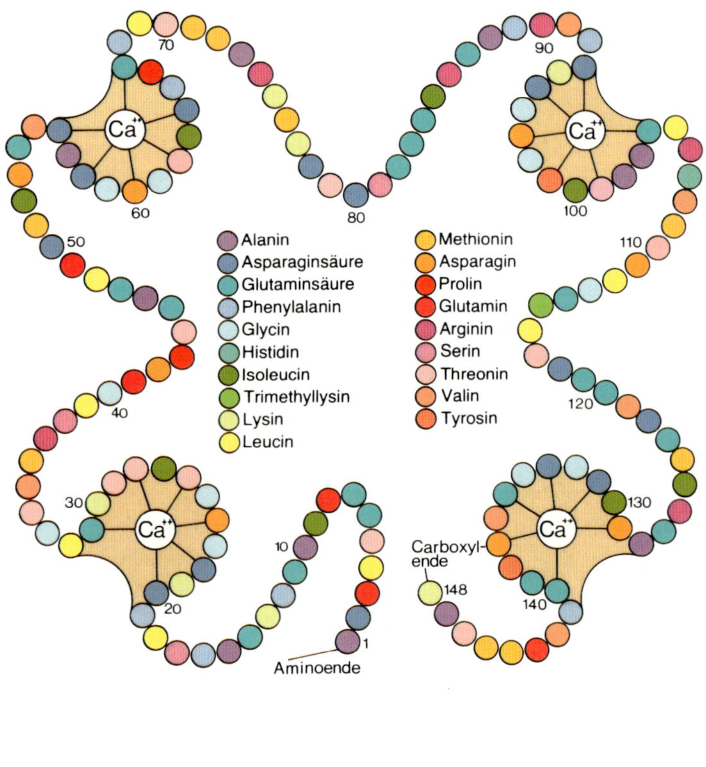

Molekulares Bindungsmuster von Calciumionen durch Calmodulin, ein intrazelluläres Protein, das die Calciumeffekte in der glatten Muskelzelle moduliert. Dieser intrazelluläre Molekülkomplex Calcium-Calmodulin ist eine einsträngige Kette aus 148 Aminosäuren, die vier ähnliche Domänen bildet. Jede dieser vier Bindungsstellen für Calcium hat Blatt- oder Schleifenform. Die Calciumionen werden über koordinative Bindungen vermutlich über 6 Aminosäuren gebunden. (Strukturkonzept nach R. H. Kretsinger).

ACE-Hemmer

ACE-Hemmer sind Substanzen, die in das Renin-Angiotensin-Aldosteron-System eingreifen. Sie hemmen das Angiotensin-Converting-Enzym und damit die Umwandlung von Angiotensin I zu Angiotensin II (vgl. S. 37 ff.).

Die derzeit verfügbaren ACE-Hemmer unterscheiden sich untereinander durch An- oder Abwesenheit einer Sulfhydrilgruppe. Man unterscheidet Vorläufersubstanzen, die solange inaktiv bleiben, bis sie in der Leber zur aktiven Verbindung umgewandelt werden. Andere Verbindungen sind direkt aktiv und damit schneller wirksam, aber auch schneller wieder abbaubar.

Indikationen zur Anwendung sind vor allem Hypertonus und Herzinsuffizienz. ACE-Hemmer senken den Blutdruck beim Hypertoniker. Daneben senken sie vor allem bei Herzinsuffizienz die Nachlast (afterload) durch Reduzierung des peri-

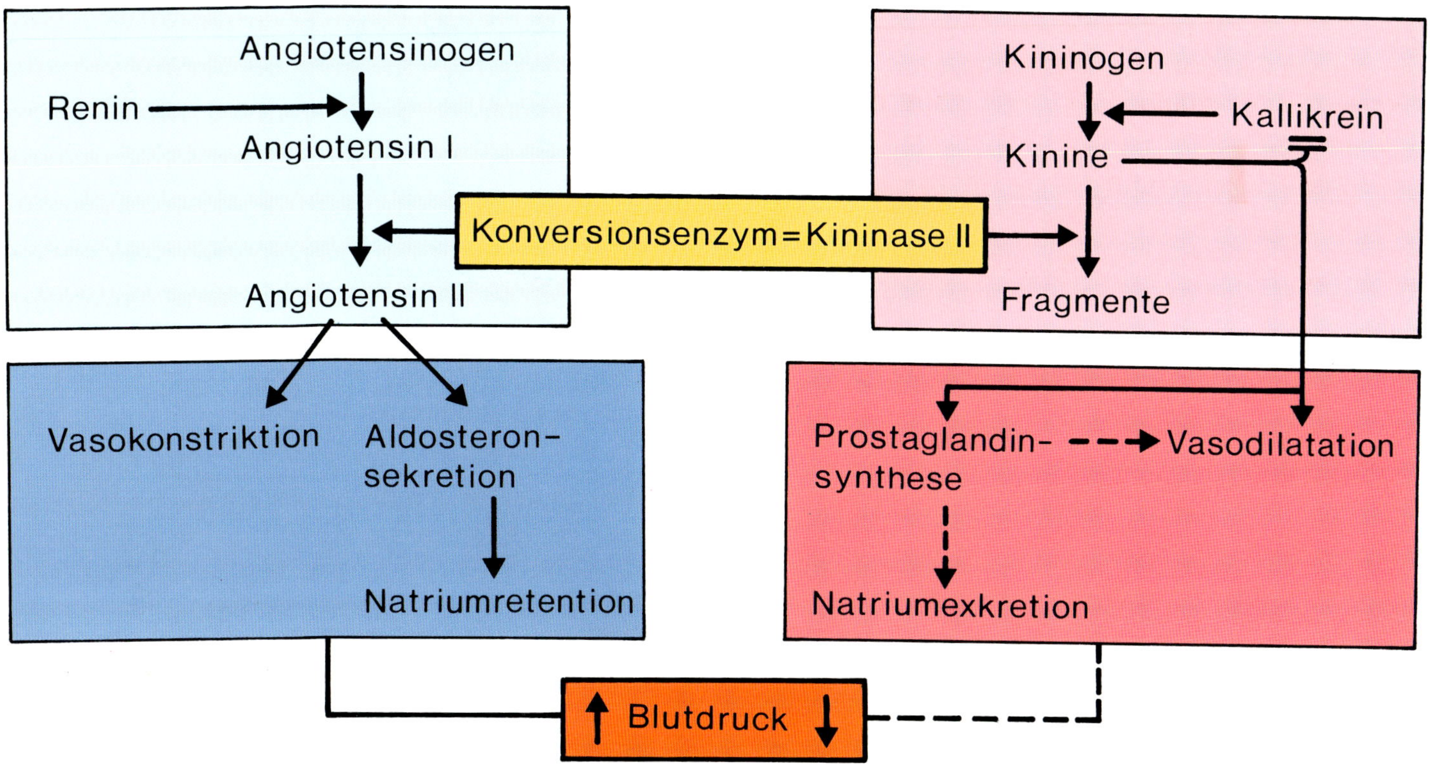

Funktionsschema des Angiotensin-Konversionsenzyms bzw. Kininase II im Renin-Angiotensin-Aldosteron-System und seine Beziehungen zum Kallikrein-Kinin-System. → Stimulation, ⊩ Hemmung, ... noch nicht gesicherte Wirkung.

pheren Gefäßwiderstandes. Von entscheidendem Interesse bei der Hypertoniebehandlung ist das Fehlen einer kompensatorischen Tachykardie trotz Blutdrucksenkung. ACE-Hemmer erweitern aber auch die Kapazitätsgefäße und senken damit die Vorlast (preload) des Herzens. Darum werden ACE-Hemmer auch in der Behandlung der Herzinsuffizienz eingesetzt.

Wirkungszeiten von ACE-Hemmern					
	Wirkungsbeginn		Wirkungsdauer		
	Nachweis im Blut	RR-Höhe beeinflußt	Nachweis im Blut	RR-Höhe beeinflußt	
Agens	in Minuten		in Stunden		Ausscheidung
Captopril	5–10	15–30	4–5	6–10	hauptsächl. im Urin ⅓ unverändert 95% in 24 Std.
Enalapril	60	60–120	48–72	18–30	60–75% im Urin innerhalb von 72 Std.
Lisinopril	60	60	48–96	18–30	30% im Urin nach 24 Std.; 70% in den Faeces
Pentopril	15–30	30	12–18	10–18	60% im Urin nach 24 Std.
Ramipril	30	30–60	14 Tage	24–60	10–25% im Urin nach 72 Std.
Alacepril	15–20	30	6–8	6–10	hauptsächl. im Urin; Profil der Ausscheidung entspricht der von Captopril
(nach Vidt et al.)					

Zu den Vorteilen der ACE-Hemmer zählen hohe Verträglichkeit (quality of life), hohe Erfolgsrate, lang anhaltende Wirkung und erwünschte Effekte auf die Zielorgane der Hochdruckschäden, wie z. B. die Rückbildung einer linksventrikulären Hypertrophie.

Vier wichtige Nebenwirkungen kennzeichnen die ACE-Hemmer: Hypotonie als Überschießen des an sich erwünschten Effektes, Absinken des Filtrationsdrucks und Anstieg des Serumkreatinins bei bilateraler Nierenarterienstenose, bei Nierenarterienstenose einer Einzelniere oder bei ausgeprägter Hypovolämie, Hustenreiz und Quincke-Ödem (bei Patienten mit angioneurotischem Ödem, infolge Mangels an C1-Esterasehemmer).

Arzneimittelwechselwirkungen können bei gleichzeitiger Applikation von ACE-Hemmern und kaliumsparenden Diuretika bzw. unter Kaliumsubstitution auftreten. Bei Hemmung des Converting-Enzyms wird die Entstehung von Angiotensin II und damit auch die Freisetzung von Aldosteron verhindert. Da die kaliumausscheidende Wirkung von Aldosteron und damit der natürliche Schutz des Körpers vor Hyperkaliämie entfällt, besteht bei hoher Kaliumbelastung die Gefahr der Hyperkaliämie, wenn die renale Ausscheidungsfähigkeit zusätzlich durch Niereninsuffizienz oder kaliumsparende Diuretika beeinträchtigt wird. Nichtsteroidale entzündungshemmende Wirkstoffe sind in der Lage, die blutdrucksenkende Wirkung der ACE-Hemmer abzuschwächen oder aufzuheben.

Sympatholytika

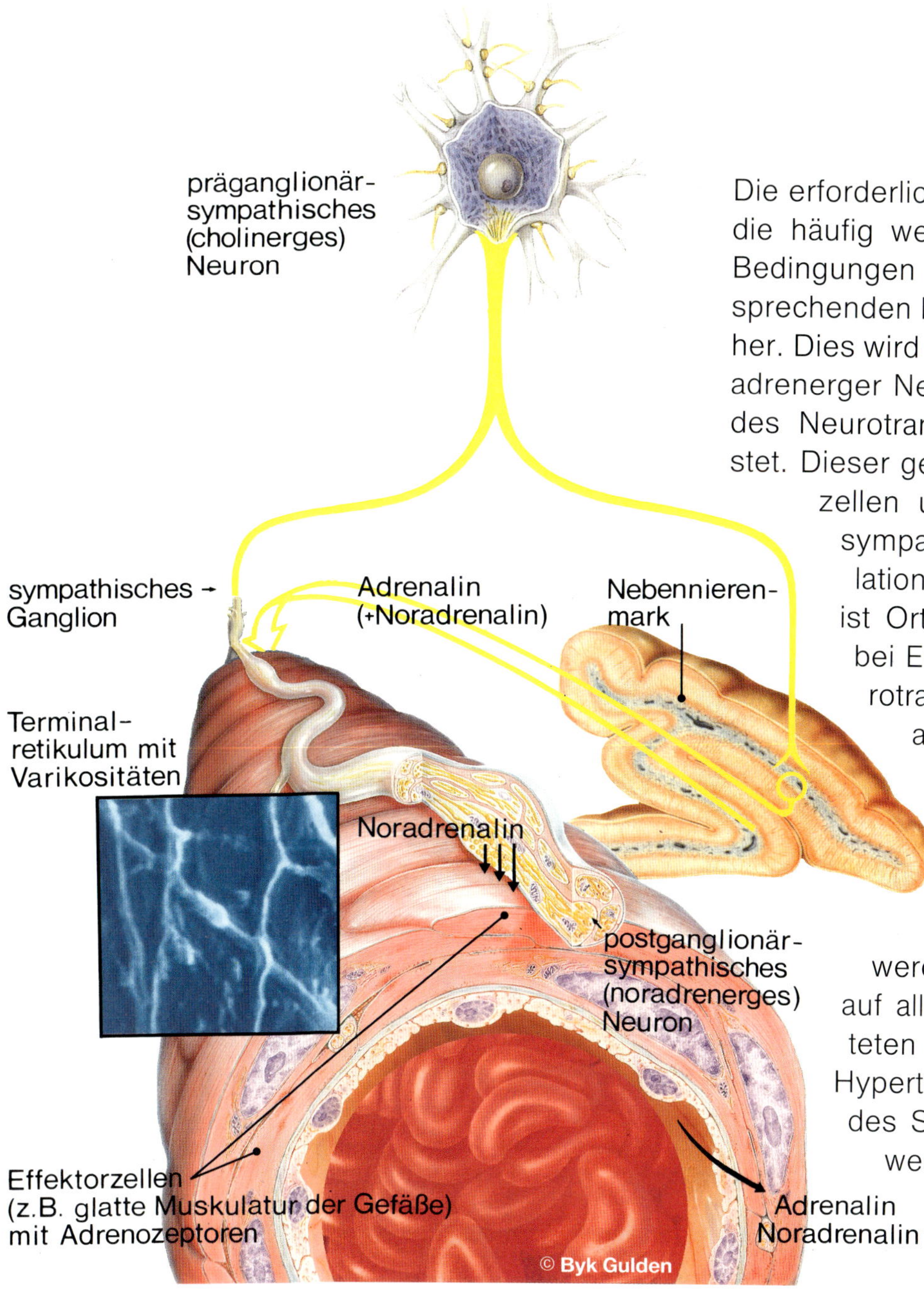

Die erforderliche Anpassung des Organismus an die häufig wechselnden äußeren oder inneren Bedingungen geht zwangsläufig auch mit entsprechenden Herz- und Blutdruckreaktionen einher. Dies wird vorwiegend durch die Aktivität noradrenerger Neurone, d.h. durch die Freisetzung des Neurotransmitters Noradrenalin gewährleistet. Dieser gelangt an die innervierten Effektorzellen und ermöglicht damit eine lokale sympathisch-noradrenerge Feinregulation. Das sympathische Nervennetz ist Ort der Synthese, Speicherung und bei Erregung der Freisetzung des Neurotransmitters und so auch Hauptangriffspunkt zahlreicher Pharmaka.

Darüber hinaus können die Katecholamine des Nebennierenmarks, Adrenalin und Noradrenalin, in die Blutbahn freigesetzt werden und wirken so als Hormone auf alle mit Adrenozeptoren ausgestatteten Zellen. Bei fast allen Formen der Hypertonie liegt eine zu hohe Aktivität des Sympathikus vor. Dies begründet, weshalb pharmakologische Blockade des Sympathikus fast ausnahmslos den erhöhten Blutdruck senkt.

Synopsis des sympathonervalen und sympathoadrenalen Systems. Postganglionär-sympathische, noradrenerge Fasern sind Ausläufer von sympathischen Ganglienzellen und bilden in ihren Effektororganen Nervengeflechte (Terminalretikulum) mit typischen varikosiformen Auftreibungen. Das Nebennierenmark besitzt die Funktion sympathischer Ganglienzellen, setzt jedoch die Transmitter Adrenalin und Noradrenalin direkt in die Blutbahn frei, über die sie ihre Effektororgane, z.B. glatte Muskelzellen, erreichen. Das sympathische Nervensystem spielt eine entscheidende Rolle in der Pathogenese der Hypertonie. Pharmaka, die den Sympathikotonus mindern, nehmen entsprechend eine bedeutende Stelle in der antihypertensiven Therapie ein.

Reserpin

Reserpin hat zentrale und periphere Angriffspunkte. Die Synapsen mit ihren Noradrenalin-speichernden Vesikeln sind der periphere Angriffspunkt des Reserpins. Seine antisympathotone Wirkung ist bedingt durch eine hohe Affinität zu den Membranen der Vesikel. Diese Bindung ist nahezu irreversibel. Durch das Alkaloid wird die Aufnahme von Dopamin in die Vesikel gehemmt, so daß für die Neusynthese von Noradrenalin nicht mehr genug Bausteine zur Verfügung stehen. Gleichzeitig wird aber auch die Wiederaufnahme von Noradrenalin aus der Umgebung der Synapse an der Vesikelmembran gehemmt. Das im Zytoplasma angesammelte Noradrenalin wird durch die mitochondriale Monoaminoxidase abgebaut. Folglich sinkt der Noradrenalingehalt in den Vesikeln. So wird unter der Therapie mit Reserpin auf ein Aktionspotential hin weniger Noradrenalin von den peripheren synaptischen Strukturen (Synapsen „en passant") auf die Gefäßmuskulatur ausgeschüttet. Der Gefäßtonus wird dadurch vermindert. Aus tierexperimentellen Untersuchungen weiß man, daß die Reduzierung des Noradrenalingehaltes in den Synapsen mehr als 4 Wochen anhält, so daß man daraus eine irreversible Schädigung der Speichervesikel ableiten kann. Das erklärt die langanhaltende, aber schlecht kontrollierbare Blutdrucksenkung und die hohe Nebenwirkungsrate. Im Vordergrund der Nebenwirkungen des Reserpins stehen die zentralnervösen Effekte. Da ein Absinken der Noradrenalinkonzentration im Gehirn Depressionen, Sedation und extrapyramidal-motorische Störungen verursachen kann, können diese als Nebenwirkungen dosisabhängig bei der Behandlung einer Hypertonie mit Reserpin-enthaltenden Pharmaka auftreten. Es kommt zusätzlich zu einer trockenen Rhinitis, zu einer Abschwächung von Libido und Potenz, zu einer Gewichtszunahme durch Appetitsteigerung und einer verminderten Ausscheidung von Na^+ und Wasser. Bei erfaßbaren psychischen Erkrankungen oder bei Morbus Parkinson ist die Anwendung von Reserpin kontraindiziert. Bei hohen Dosen kann es zu einer orthostatischen Dysregulation kommen. In niederer Dosierung wird Reserpin jedoch nach wie vor durchaus mit Erfolg und nebenwirkungsarm eingesetzt.

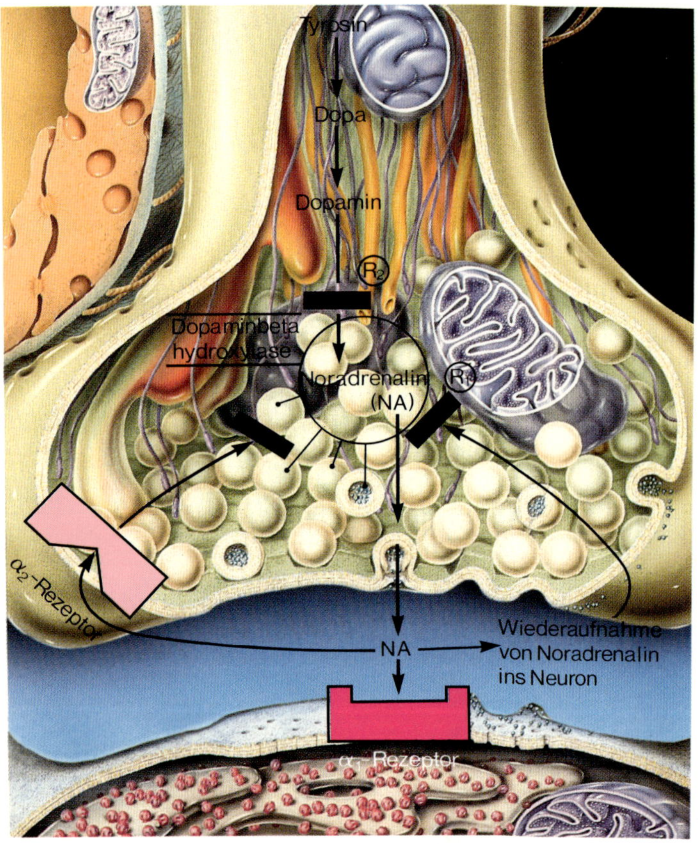

Angriffspunkte von Reserpin (R_1 und R_2) an der Membran synaptischer Vesikel.

Clonidin und Guanfacin

Diese beiden Antihypertensiva gehören zu den Agonisten der zentralen α_2-Adrenozeptoren. Paradoxerweise senkt die Stimulation zentraler α_2-Rezeptoren den peripheren Sympathikotonus und damit den Blutdruck. Aus der nebenst. Abb. ist zu erkennen, in welchem Bereich diese beiden Wirkstoffe angreifen. Durch seine hohe Lipophilie kann Clonidin sehr rasch die Blut-Hirn-Schranke passieren. Durch Stimulierung postsynaptischer α_2-Adrenozeptoren im Bereich des ZNS am Nucleus tractus solitarii sinkt der periphere Sympathikotonus. Die antihypertensive Wirkung von Clonidin wird vorwiegend über diesen vom ZNS ausgehenden Mechanismus ausgelöst. Die Stimulierung peripherer präsynaptischer α_2-Adrenozeptoren an den noradrenergen Synapsen hemmt die Freisetzung von Noradrenalin aus den Speichervesikeln.
Es kann bei rascher intravenöser Injektion zu einer kurzfristigen Vasokonstriktion (durch Erregung vaskulärer α_2-Adrenozeptoren) und Blutdrucksteigerung kommen. Danach folgt ein Blutdruckabfall durch Verminderung des Herzzeitvolumens. Erst bei länger dauernder Therapie tritt eine Minderung des peripheren Gefäßwiderstandes ein. Es kommt zu einer verminderten Reninfreisetzung und zu einer Reduzierung der Angiotensin-II-Konzentration im Plasma. Neben seiner antihypertensiven Wirkung wird Clonidin wegen seines zentral dämpfenden Effektes auch beim Opiatentzug eingesetzt. Clonidin gehört wegen des ausgeprägten Effektes auf das ZNS nur zu den Antihypertensiva der 2. Wahl. Zu den unerwünschten Wirkungen, die überwiegend bei hoher Dosierung auftreten, gehören Somnolenz, Sedation, Impotenz, Mundtrockenheit, Hemmung

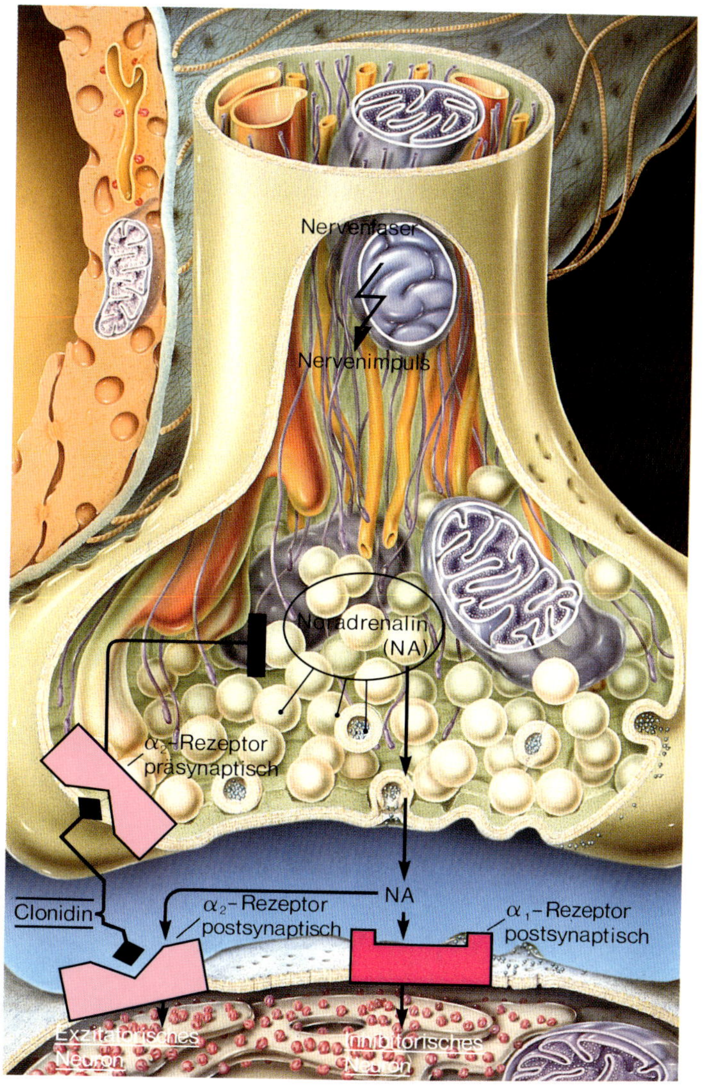

Angriffspunkte von Clonidin an peripheren noradrenergen Synapsen. Clonidin, Guanfacin und vermutlich auch α-Methyldopa wirken in erster Linie im Zentralnervensystem über die postsynaptischen α_2-Rezeptoren stimulierend auf inhibitorische Neurone und senken dadurch den peripheren Sympathikotonus (hier nicht dargestellt). Gleichzeitig wird möglicherweise peripher über präsynaptische α_2-Rezeptoren die Freisetzung von Noradrenalin aus den Speichervesikeln verhindert.

Methyldopa

der Magensaftsekretion, Minderung der Motorik im Gastrointestinaltrakt. Patienten mit Sinusknotensyndrom dürfen nicht mit Clonidin behandelt werden. Paradoxe Reaktionen mit Blutdrucksteigerung können nach abruptem Absetzen von Clonidin auftreten (rebound).
Guanfacin hat eine molekulare Struktur, die eine hohe Affinität zu den α_2-Adrenozeptoren aufweist, die etwa um das 10fache höher liegt als die von Clonidin. Die pharmakologischen Wirkungsmechanismen von Clonidin und Guanfacin sind weitgehend identisch, und auch das Nebenwirkungsspektrum ist nahezu deckungsgleich. Aufgrund seiner physikochemischen Eigenschaften wird jedoch Guanfacin schneller und quantitativ besser resorbiert als Clonidin. Damit treten auch die zentralen und die antisympathotonen Effekte rascher ein. Die Halbwertszeit von Clonidin mit 8–12 Std. liegt günstiger als die relativ lange Halbwertszeit von Guanfacin mit bis zu 21 Std. Diese lange Halbwertszeit birgt die Gefahr einer Kumulation. Die antihypertensive Effektivität von Clonidin dauert ca. 8–10 Std., die von Guanfacin bis zu 24 Std. an.

Die methylierte Form des Dopa (Dihydroxyphenylalanin) passiert relativ leicht die Blut-Hirn-Schranke und wird im Nervengewebe rasch zu α-Methyldopamin decarboxyliert und in einem weiteren Schritt zu α-Methyl-Noradrenalin umgesetzt. Letzteres stimuliert α_2-adrenerge Rezeptoren im Vasomotorenzentrum der Medulla oblongata und induziert damit eine Clonidin-ähnliche Reduktion des peripheren Sympathikotonus. α-Methyldopa ist damit primär ein zentral angreifender Blutdrucksenker.
Als Nebenwirkungen kommt es in etwa 30% der Fälle initial zu Sedierung, Schwindel, Mundtrockenheit, Kopfschmerzen, Impotenz, zu Angina-pectoris-ähnlichen Beschwerden, zu Salz- und Wasserretention, bei hohen Dosen zu Paraesthesien und parkinsonoiden Symptomen, zu Wärmeregulationsstörungen mit Fieber und Schüttelfrost. Bei bis zu 25% der Patienten tritt nach 6–12monatiger Behandlung ein positiver Coombs-Test auf. Eine mögliche Leberschädigung verlangt die Kontrolle der Transaminasen.
Zu den Kontraindikationen gehören akute und chronische Lebererkrankungen und hämolytische Anämien.
Zu Wechselwirkungen kommt es bei gleichzeitiger Gabe von Imipramin, anderen tricyclischen Antidepressiva und L-Dopa (toxische Wirkung auf das ZNS).

Die letzten Jahre haben Einblicke in pressorische Wirkmechanismen gebracht (Endothelin, EDRF), für die sich z. T. heute schon pharmakologische Interventionsmöglichkeiten abzeichnen und die Perspektiven für neue pharmakologische Wirkungen eröffnen.

Die Kenntnis der molekularen Angriffspunkte von Antihypertensiva, von denen wir im vorliegenden Band nur einen kleinen Ausschnitt vermitteln konnten, schlägt sich zunehmend in einem rationalen „Design" dieser Pharmaka nieder. Als ein Beispiel, bis zu welcher Präzision die chemischen Strukturen biologischer Effektormoleküle dargestellt werden können, sei abschließend in der nachstehenden Abbildung das molekulare Bild des Vasopressin aufgeführt. Durch Computer Modelling ist es heute möglich, Biomoleküle, Rezeptoren und Effektoren im Strukturbild darzustellen und so Pharmaka mit komplementären Strukturen, wie z. B. Rezeptorenblocker, zu entwickeln, die mit der Wirkweise von Effektormolekülen interferieren.

Es ist zu wünschen, daß mit diesen eindrucksvollen Fortschritten in der Entwicklung hochspezifischer Pharmaka auch die klinische Anwendung der Antihypertensiva Schritt hält.

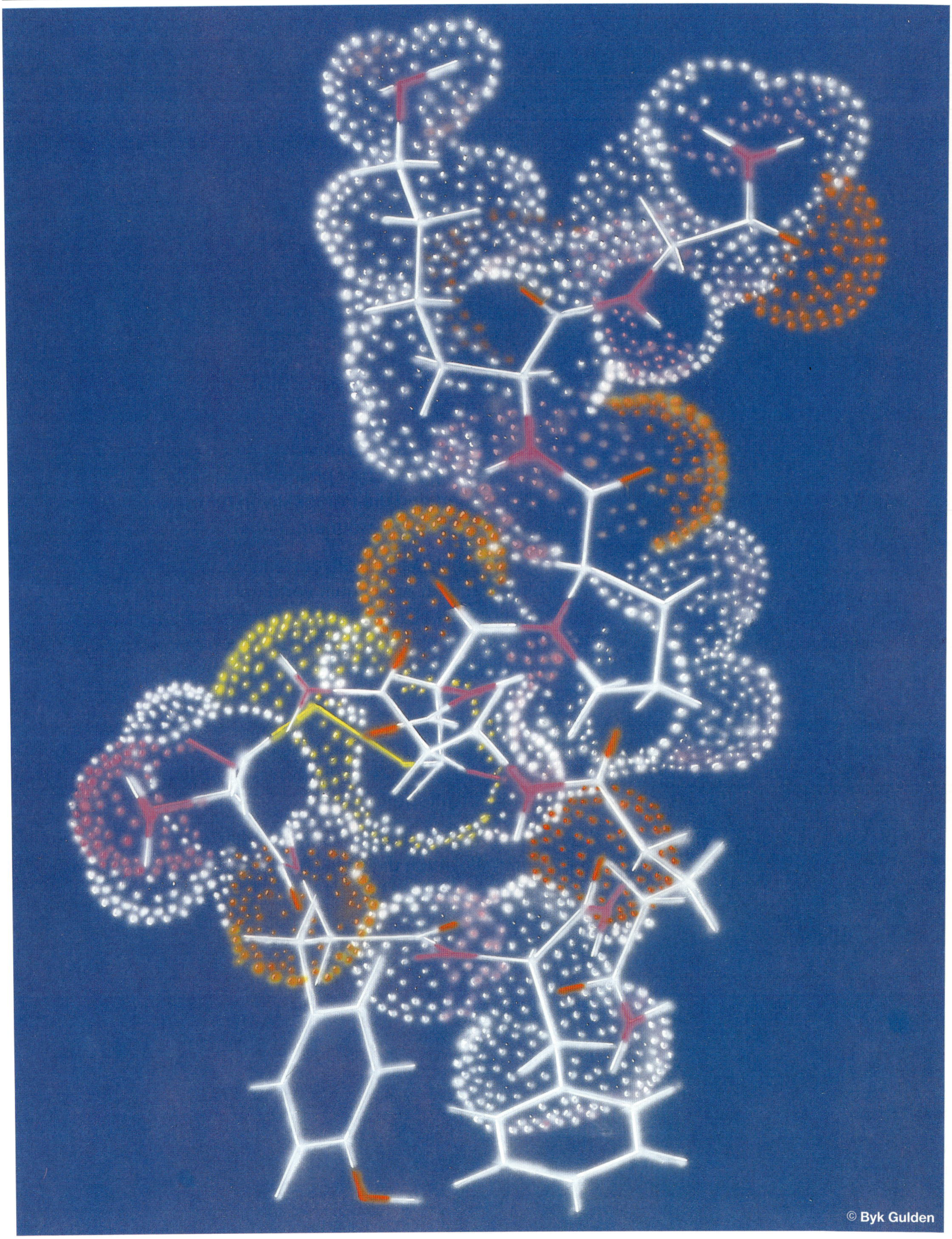

Der Bogen schließt sich vom „Panta rhei“ Heraklits bis zum Computergesteuerten Molekulardesign. So ist heute eine der Strategien der rationalen Arzneimittelfindung die „Konstruktion“ von Pharmaka, die bestimmte Rezeptorpopulationen selektiv antagonistisch besetzen. Die Individualisierung der Therapie darf jedoch nicht außer Acht gelassen werden. Schematisches Handeln ist stets unangebracht, da im Individualfall adäquat agiert werden muß. Deshalb bleibt medizinisches Handeln immer auch ärztliche Kunst.

Computerbild des Vasopressinmoleküls (nach Tripos Associates, St. Louis).

Vasopressin dient der Signalübertragung und hat sowohl Neurotransmitter- als auch Hormonfunktion. Es steigert den Blutdruck durch Verengung der Blutgefäße und hemmt die Harnproduktion, indem es die Niere zur Rückresorption von Flüssigkeit anregt. Seine Neurotransmitterfunktion findet vorwiegend im Gehirn statt.

Die durchgehenden Linien stellen das Bindungsskelett zwischen den Atomen dar. Der atomare Schwingungsradius ist durch die gepunkteten Wolken dargestellt:
Weiß = Kohlenstoff und Wasserstoff
Violett = Stickstoff
Rot = Sauerstoff
Orange = Phosphor
Gelb = Schwefel

Impressum

Wissenschaftliche Konzeption:
Prof. Dr. E. Ritz, Heidelberg
Dr. N. Kolassa, Konstanz
Dr. H. Bräuer, München

Inhalt:
Prof. Dr. E. Ritz, Heidelberg
Dr. N. Kolassa, Konstanz
Dr. H. Bräuer, München
Dr. K. Scheffer, München
Dr. G. Heiß, München

Wissenschaftliche Zeichnungen:
Dr. H. Bräuer, München

Grafische Assistenz:
L. Bertram
M. Bertram
M. Küppers
R. Lebender
H. Schwarzmeier
Medical Service München

Redaktion:
I. U. Maleitzke, Konstanz
E. Nagel, München

Layout:
Medical Service München

Reproduction:
EBV 2000, München

Druck:
Eukerdruck, Marburg

Herausgeber:
Byk Gulden, Konstanz

Verlag:
Medical Service München

Wir danken Herrn Prof. Dr. Mall für die konstruktive Beratung und für die Bereitstellung von Abbildungen zur linksventrikulären Hypertrophie.

Bd. 2 (1990)
ISBN 3-926506-06-7

Literatur

ACE-Hemmung. Münchner Medizinische Wochenschrift, Supplement 75 (1989)

Alberts, B.; Bray, D.; Lewis, J.; Raff, M.; Roberts, K.; Watson, J. D.: Molekularbiologie der Zelle. VCH Verlagsgesellschaft mbH, Weinheim (1986)

Biochemische Veränderungen bei der Regression der Linksherzhypertrophie. Forschung und Praxis Nr. 77, Juli 1989

Ernst, E.: Hämorheologie, Theorie, Klinik, Therapie. F. K. Schattauer Verlag, Stuttgart – New York (1989)

Forth, W.; Henschler, D.; Rummel, W.: Pharmakologie und Toxikologie. Wissenschaftsverlag, Bibliographisches Institut, Mannheim – Wien – Zürich. 5. Auflage (1987)

Ganten, D.; Ritz, E.: Lehrbuch der Hypertonie. F. K. Schattauer Verlag, Stuttgart – New York (1985)

Hajjar, K. A. et al.: Department of Pediatrics and Medicine, Cornell University Medical College, New York USA. NATURE Nr. 339/6222 (1989)

Hammersen, F.; Fischer, H.; Bräuer, H.: Blutfluß, Venen und Ödeme. Medical Service München (1985)

Holzgreve, H.; Bräuer, H.: Niere, Hochdruck und Ödeme. Medical Service München

Kardiovaskuläre Erkrankungen: Bedeutung von Serotonin. Internationales Symposium Florenz, 29. Mai–1. April 1989. Münchner Medizinische Wochenschrift, Supplement 77 (1989)

Keil, U. et al.: The cardiovascular risk factor profile in the study area Augsburg. Results from the first MONICA survey 1984/85. Acta Med Scand, Suppl. 728 (1988)

Klinische Aspekte der modernen Hochdruckbehandlung, 3. Internationale Salzburger Hypertonie-Tage, 6.–8. Mai 1988. Universimed Verlag, Frankfurt

Kolassa, N. et al.: Die Bedeutung von Serotonin$_{1A}$-Rezeptoren in der Medulla oblongata für die Kreislaufregulation. Anästhesist Nr. 38, S. 603, Supplement (1989)

Kümmerle, H.-P.; Hitzenberger, G.; Spitzy, K.-H.: Klinische Pharmakologie, 4. Auflage. eco-med (1988)

Merz, B.: JAMA Nr. 261/14 (1989)

Miles, L. A. et al.: Department of Immunology. La Jolla, California USA

Nieuwenhuys, R.; Voogd, J.; van Huijzen, C.; Lange, W.: Das Zentralnervensystem des Menschen. Springer Verlag, Berlin – Heidelberg – New York (1980)

Rasmussen, H.: Der Membrankreislauf von Calcium als intrazelluläres Signal. Spektrum der Wissenschaft, Dezember 1989

Robinson, T. F.; Factor, S. M.; Sonnenblick, E. H.: Das Herz als Saugpumpe. Spektrum der Wissenschaft, Februar 1988

Schmid-Schönbein, H.; Grunau, H.; Bräuer, H.: Exempla hämorheologica. Medical Service München (1980)

Thurau, K.; Müller, H.; Bräuer, H.: Exempla hypertonica, Bd. 1. Medical Service München (1989)